Le Miroir Caché
La Vérité sur le Clone Astral

Allan Shepard
Booklas Publishing — 2025
Oeuvre écrite initialement en 2023

Titre original : *The Hidden Mirror – The Truth About the Astral Clone*
Copyright © 2025, publié par Luiz Antonio dos Santos ME.
Ce livre est une œuvre de non-fiction qui explore des pratiques et concepts dans le domaine de la spiritualité, de l'occultisme et du développement personnel. À travers une approche approfondie, l'auteur offre des outils concrets pour comprendre et dissoudre les structures énergétiques subtiles pouvant affecter l'équilibre psychique et spirituel, comme le phénomène du clone astral.

1ère Édition
Équipe de production
Auteur : Allan Shepard
Éditeur : Luiz Santos
Couverture : Studios Booklas / Élodie Vancourt
Consultant : Frédéric Marnay
Chercheurs : Aline Theroux / Bastien Lemoine / Célia Dornat
Mise en page : Lucien Ferrand
Traduction : Camille Droval

Publication et Identification
Le Miroir Caché
Booklas, 2025
Catégories : Développement Personnel / Spiritualité / Ésotérisme
DDC : 133.9 — Parapsychologie et phénomènes occultes
CDU : 133.7 — Phénomènes psychiques, occultisme

Tous droits réservés à :
Luiz Antonio dos Santos ME / Booklas
Aucune partie de ce livre ne peut être reproduite, stockée dans un système de récupération ou transmise sous quelque forme ou par quelque moyen — électronique, mécanique, photocopie, enregistrement ou autre — sans l'autorisation écrite préalable du détenteur des droits d'auteur.

Sommaire

Index Systématique 5
Prologue 10
Chapitre 1   Le Clone Astral 13
Chapitre 2   Corps Subtils 21
Chapitre 3   Double Spirituel 29
Chapitre 4   Sagesse Hermétique 37
Chapitre 5   Vision Théosophique 45
Chapitre 6   Magie du Chaos 53
Chapitre 7   Perspective Chamanique 60
Chapitre 8   Vision Spirite 68
Chapitre 9   Formes de Pensée 76
Chapitre 10   Causes Internes 83
Chapitre 11   Causes Externes 90
Chapitre 12   Traumatisme et Fragmentation 98
Chapitre 13   Magie Négative 105
Chapitre 14   Lien Énergétique 113
Chapitre 15   Drainage Vital 120
Chapitre 16   Influence Mentale 127
Chapitre 17   Parasite Astral 135
Chapitre 18   Signes Physiques 143
Chapitre 19   Signes Psychiques 151
Chapitre 20   Détection Spirituelle 159
Chapitre 21   Préparation Initiale 166
Chapitre 22   Nettoyage Spirituel 173
Chapitre 23   Rituel de Bannissement 180

Chapitre 24 Protection Spirituelle 187
Chapitre 25 Aide Spirituelle 194
Chapitre 26 Guérison Chamanique 202
Chapitre 27 Rituel Magique 208
Chapitre 28 Technique Apométrique 215
Chapitre 29 Réintégration Interne 222
Chapitre 30 Soins Finaux 229
Chapitre 31 Libération Complète 236
Épilogue 243

Index Systématique

Chapitre 1: Le Clone Astral - Aborde la définition et l'existence du clone astral comme une duplication énergétique liée à l'être, influençant sa vie.

Chapitre 2: Corps Subtils - Explore la constitution multidimensionnelle de l'être humain à travers ses corps subtils et leur lien avec la formation du clone astral.

Chapitre 3: Double Spirituel - Analyse la notion du double spirituel (Doppelgänger, Ka) à travers diverses traditions et sa relation avec le phénomène plus structuré du clone astral.

Chapitre 4: Sagesse Hermétique - Applique les principes de la sagesse hermétique (Mentalisme, Correspondance, Vibration) pour expliquer la formation et la nature du clone astral comme conséquence des lois universelles.

Chapitre 5: Vision Théosophique - Présente la perspective théosophique sur les corps subtils (linga sharîra) et la formation du clone astral comme fragment psychique condensé, pouvant interagir avec d'autres formes astrales.

Chapitre 6: Magie du Chaos - Aborde la création intentionnelle d'entités astrales (serviteurs) dans la Magie du Chaos et ses liens avec le clone astral, soulignant les potentiels et les risques.

Chapitre 7: Perspective Chamanique - Examine la vision chamanique de la fragmentation de l'âme (perte d'âme) et du double spirituel (nagual) en lien avec le clone astral et les méthodes de recouvrement.

Chapitre 8: Vision Spirite - Explique la perspective spirite sur le périsprit, l'obsession complexe et la formation de duplications périspirituelles assimilables au clone astral, notamment via l'apométrie.

Chapitre 9: Formes de Pensée - Traite de la création des formes-pensées par l'esprit et comment le clone astral en est une manifestation complexe et autonome, issue de contenus psychiques récurrents.

Chapitre 10: Causes Internes - Analyse comment les conflits internes, les émotions refoulées, les traumatismes non résolus et la division entre persona et ombre génèrent le clone astral de l'intérieur.

Chapitre 11: Causes Externes - Décrit comment des agents externes, comme des esprits obsesseurs ou la magie négative, peuvent créer ou manipuler un clone astral à des fins de contrôle ou de sabotage.

Chapitre 12: Traumatisme et Fragmentation - Approfondit le lien entre traumatisme profond, fragmentation psychique comme mécanisme de défense, et la formation de clones astraux comme fragments dissociés incarnant la douleur originelle.

Chapitre 13: Magie Négative - Détaille l'utilisation de la magie négative pour créer intentionnellement des clones astraux, souvent via des liens sympathiques, à des fins de manipulation ou d'attaque psychique.

Chapitre 14: Lien Énergétique - Explique la nature du lien énergétique ou cordon vibratoire connectant le clone astral à son créateur et son rôle dans l'influence mutuelle et l'échange d'énergie.

Chapitre 15: Drainage Vital - Aborde comment le clone astral agit comme un parasite énergétique drainant la force vitale (prana, chi) de son créateur, provoquant épuisement et affaiblissement physique et psychique.

Chapitre 16: Influence Mentale - Analyse l'influence mentale subtile exercée par le clone astral sur les pensées, émotions et perceptions de l'individu, pouvant insérer des idées ou amplifier des schémas négatifs.

Chapitre 17: Parasite Astral - Décrit l'étape où le clone astral dégénère en parasite autonome, déconnecté de son origine et cherchant uniquement sa survie énergétique aux dépens de l'hôte.

Chapitre 18: Signes Physiques - Énumère les signes physiques, comme la fatigue chronique, les douleurs inexpliquées, les troubles du sommeil ou les altérations de poids, pouvant indiquer la présence d'un clone astral actif.

Chapitre 19: Signes Psychiques - Détaille les signes psychiques et émotionnels, tels que pensées intrusives, instabilité émotionnelle, sensation d'altérité ou confusion mentale, liés à l'influence du clone astral.

Chapitre 20: Détection Spirituelle - Présente les méthodes de détection spirituelle du clone astral, incluant l'intuition, l'auto-observation, la médiumnité (clairvoyance), la radiesthésie et les techniques apométriques.

Chapitre 21: Préparation Initiale - Décrit la préparation intérieure nécessaire (élévation vibratoire, vigilance mentale, soin du corps, protection) avant d'entreprendre des actions pour dissoudre le clone astral.

Chapitre 22: Nettoyage Spirituel - Présente diverses techniques de nettoyage spirituel (fumigation, bains énergétiques, cristaux, sons sacrés) pour purifier le champ énergétique et affaiblir les structures soutenant le clone.

Chapitre 23: Rituel de Bannissement - Explique le rituel de bannissement comme acte d'affirmation de souveraineté spirituelle pour rompre définitivement les liens énergétiques avec le clone astral.

Chapitre 24: Protection Spirituelle - Aborde les pratiques continues de protection spirituelle (boucliers mentaux, visualisations, prières, amulettes) pour maintenir une vibration élevée et prévenir le retour du clone après le bannissement.

Chapitre 25: Aide Spirituelle - Discute de l'importance et des moyens de chercher une aide spirituelle extérieure (médiums, thérapeutes, groupes spirituels, guérisseurs) pour traiter les cas complexes ou persistants de clone astral.

Chapitre 26: Guérison Chamanique - Détaille les approches de guérison chamanique, comme le recouvrement d'âme et l'extraction, pour réintégrer les fragments perdus ou retirer les formes intruses, dissolvant ainsi le clone.

Chapitre 27: Rituel Magique - Propose des rituels magiques spécifiques, utilisant symboles et actions psycho-énergétiques (comme la magie sympathique ou le travail au miroir), pour dissoudre le clone astral et couper ses liens.

Chapitre 28: Technique Apométrique - Explique la technique apométrique et son application systématisée pour détecter, contenir, déconnecter et traiter (dissoudre ou réintégrer) les clones astraux et les interférences associées.

Chapitre 29: Réintégration Interne - Aborde le processus crucial de réintégration consciente des parties légitimes de la psyché qui étaient fragmentées ou refoulées, après le retrait du clone astral.

Chapitre 30: Soins Finaux - Décrit les soins continus et l'adoption d'un style de vie cohérent (spirituel, mental, émotionnel, physique) nécessaires pour maintenir la libération et stabiliser le champ énergétique après avoir traité le clone astral.

Chapitre 31: Libération Complète - Décrit l'état de libération complète atteint après la dissolution du clone, marqué par l'intégrité intérieure, la clarté, la souveraineté spirituelle et la présence totale du moi authentique.

Prologue

Il y a des moments où tout déraille. Les chemins autrefois clairs deviennent troubles, les émotions s'emmêlent sans explication, et la fatigue – physique, mentale et spirituelle – s'installe comme un brouillard persistant.

Beaucoup tentent de justifier : le stress, la malchance, les mauvais cycles. Mais si la vérité était plus profonde, plus ancienne, plus invisible ?

Et si ce qui opère contre vous n'était pas un facteur externe... mais un reflet caché qui vibre dans les ombres de votre propre champ énergétique ?

Ce livre, qui repose maintenant entre vos mains, n'est pas un traité théorique.

C'est une carte – détaillée, révélatrice et urgente – pour comprendre l'existence d'un phénomène aussi réel qu'inconnu : le clone astral.

Une duplicata énergétique qui, une fois formée, non seulement influence votre vie... elle vit *à travers* elle.

Oui, il peut avoir été créé par vous, sans intention, dans des moments de douleur, de colère ou de traumatisme.

Mais il y a quelque chose d'encore plus inquiétant : le clone astral peut aussi être forgé par quelqu'un qui vous veut du mal.

Un être aux intentions perverses, qui façonne votre énergie et la transforme en une copie de vous, utilisée comme instrument de sabotage spirituel.

Cela semble impossible ? Ça ne l'est pas. Depuis des millénaires, les traditions occultes et les écoles initiatiques reconnaissent l'existence de fragments astraux semi-autonomes, créés par la volonté d'autrui pour espionner, influencer, rendre malade ou manipuler.

Et le plus cruel : lorsqu'ils sont attaqués, punis ou utilisés, l'impact se répercute directement sur vous.

Tout comme une poupée vaudou connectée à votre essence, cette duplicata souffre – et vous souffrez avec elle.

Mais alors, pourquoi personne n'en parle ? Parce que le monde moderne s'est déconnecté des mystères qui sous-tendent la vraie nature de l'être.

Nous ignorons l'invisible. Nous rions du spirituel. Et, dans ce rire sceptique, nous livrons nos défenses à l'ombre même que nous jurons ne pas exister.

Ne vous y trompez pas : ignorer le clone astral ne le fait pas disparaître. Cela le rend seulement plus fort.

Ce livre lance une alerte, mais apporte aussi une clé. Ici, vous découvrirez : Comment un clone astral est créé – par vous ou par d'autres ; Comment l'identifier dans votre vie à travers des signes physiques, mentaux et spirituels ; Comment dissoudre cette présence subtile avant qu'elle ne vous consume.

Il faut comprendre : si tout va mal, si les schémas se répètent, si vous sentez une présence étrange en vous, quelque chose n'est pas à sa place.

Et, très probablement, ce "quelque chose" a votre visage. Il ne s'agit pas de superstition.

Il s'agit de reconnaître que vous êtes un être multidimensionnel, avec des couches d'existence qui s'étendent au-delà du corps physique.

Et dans ces couches, pensées, émotions et intentions se cristallisent. Prennent forme. Agissent. Le clone astral est l'un de ces fruits.

Il naît, grandit... et, s'il n'est pas compris, emprisonne. Mais il y a une sortie.

Un voyage de reconnexion, de purification et de réintégration. Le savoir contenu dans les pages suivantes n'explique pas seulement le phénomène – il vous offre des outils réels pour y faire face.

Pour reprendre le contrôle de votre énergie, de votre âme et de votre existence. Alors, lisez attentivement.

Lisez avec le cœur éveillé. Parce que peut-être – juste peut-être – la clé pour vous libérer de tout ce qui a mal tourné dans votre vie... se trouve ici.

Ce n'est pas seulement un livre. C'est un miroir. Et il est temps de vous regarder sans crainte.

Luiz Santos Éditeur

Chapitre 1
Le Clone Astral

L'existence d'une duplicata énergétique coexistant avec l'être humain dans une autre dimension de la réalité est un phénomène qui transcende les conceptions traditionnelles de l'individualité. Cette duplication, bien qu'imperceptible aux sens physiques, est intrinsèquement liée à la constitution la plus profonde de l'être, se manifestant comme une extension du psychisme sur un plan non matériel. Le Clone Astral, comme il est connu dans les traditions ésotériques, ne représente pas seulement une curiosité métaphysique, mais bien une réalité ayant des implications directes sur l'équilibre émotionnel, énergétique et spirituel de l'individu.

Il émerge de la condensation d'aspects internes non intégrés, reflétant, avec une intensité variable, les traits, désirs, craintes et schémas psychiques de son créateur. C'est une expression vivante de fragments de l'âme ou de l'esprit qui, pour une raison quelconque, ont échappé à l'unité du moi conscient et ont commencé à agir de manière autonome dans un champ vibratoire parallèle. Ce type de duplication n'est pas le fruit de la science ou du génie génétique, mais plutôt de la dynamique énergétique et spirituelle qui entoure chaque être humain.

Tout comme la pensée façonne des réalités sur le plan subtil, des émotions intenses et récurrentes peuvent, avec le temps, donner forme à des entités semi-matérielles qui portent la signature énergétique de celui qui les a générées. Le clone astral est l'une de ces formes : plus dense qu'une pensée, mais plus subtil que la matière physique. Il peut surgir lors de déséquilibres émotionnels, de traumatismes profonds, de pratiques spirituelles désordonnées ou même par influence externe, lorsque des forces intentionnelles agissent sur la matrice énergétique de l'individu.

Sa constitution, bien que subtile, est suffisamment structurée pour lui permettre d'interagir avec l'environnement astral, avec d'autres entités, et même avec le plan physique, par le biais d'une influence indirecte sur son créateur. L'impact de l'existence d'un clone astral est vaste et multifacette. En restant lié à son créateur par une connexion énergétique permanente, il influence directement les états mentaux, émotionnels et spirituels de l'individu, souvent sans que celui-ci perçoive l'origine des troubles qu'il rencontre.

Ce lien est semblable à un flux bidirectionnel, où impressions et impulsions transitent constamment entre l'original et sa duplicata. L'intensité de cet échange dépend du niveau de conscience du créateur sur le phénomène et du degré d'autonomie que le clone a développé. Dans les cas plus avancés, le clone peut agir de sa propre volonté, interférant dans les décisions et les émotions de l'individu, comme s'il s'agissait d'un reflet inconscient prenant vie. L'identifier, le comprendre et l'intégrer devient donc une étape essentielle sur le chemin de la connaissance de soi et de l'harmonisation intérieure. Il s'agit de reconnaître que le monde subtil n'est pas une fantaisie, mais une extension légitime de la réalité, où des fragments oubliés de nous-mêmes attendent, silencieux, la chance d'être entendus.

Contrairement au clone scientifique, issu de matériel génétique, façonné en laboratoire et chargé d'implications éthiques et biologiques, le clone astral ne dépend ni de cellules, ni d'ADN, ni d'incubateurs. Sa substance est plus subtile, composée de matière astrale ou mentale, et son origine se situe par des voies inconnues de la majorité. Cet être, parfois, n'est même pas perçu par son créateur. Il surgit spontanément, ou, en certaines occasions, est forgé par des forces qui échappent au contrôle humain. Sa présence, cependant, est tangible par les effets qu'il produit, répercutant des sensations, des pensées et des états émotionnels qui échappent à la logique commune.

Le clone astral, une fois formé, maintient un lien invisible avec son créateur. Ce lien énergétique, souvent comparé au cordon d'argent de la projection astrale, sert de canal de communication et d'influence mutuelle. Il ne s'agit pas d'un être complètement autonome, mais il n'est pas non plus totalement soumis. Il existe dans un état intermédiaire entre l'obéissance et l'indépendance, un reflet animé par des parties du psychisme de l'original qui, en prenant corps sur le plan astral, acquiert une action propre.

Dans les traditions mystiques, on trouve de longues descriptions d'entités ressemblant au clone astral. La Kabbale, par exemple, parle du dybbuk – une entité qui peut posséder ou imiter une âme humaine. Dans l'Égypte ancienne, le Ka était un double spirituel qui suivait l'individu pendant la vie et après la mort, avec des rituels propres pour sa nourriture et sa tranquillité. En Inde védique, le concept du "Sharira" désigne de multiples corps de l'être humain, dont l'un est le corps astral, susceptible de dédoublement et de formes indépendantes pouvant présenter des caractéristiques similaires à celles du clone.

Bien que la notion d'un "autre moi" puisse sembler, à première vue, quelque peu fantaisiste, l'expérience humaine montre qu'il y a plus de choses entre le ciel et la terre que ne le supposent les systèmes de pensée cartésiens. Combien de fois quelqu'un sent-il être observé, mais en se retournant, il n'y a personne ? Combien de personnes ont raconté s'être vues elles-mêmes en rêve ou en vision, accomplissant des actes qu'elles n'ont jamais réalisés consciemment ? Ces récits, aussi diffus qu'ils puissent paraître, pointent vers un phénomène persistant dans la psyché collective : l'existence d'un autre, miroir de nous-mêmes, mais agissant selon ses propres lois.

Sur le plan astral, où le temps et l'espace sont plastiques et modelables par la pensée, le clone peut revêtir de multiples formes. Dans certains cas, il semble identique au corps physique. Dans d'autres, il peut apparaître déformé, portant dans son apparence les symboles des états émotionnels de son créateur :

ombres, cicatrices, couleurs inhabituelles. Ces signes sont plus que des ornements visuels – ce sont des enregistrements vivants de l'énergie qui l'a engendré. Un clone astral né de la colère peut sembler menaçant, tandis qu'un autre issu de la peur peut être fragile, secoué de tremblements constants. Mais, dans tous les cas, il représente un aspect réel, bien que caché, de l'être qui lui a donné naissance.

Il y a un profond mystère autour de la manière dont ces clones sont générés. Certaines lignées ésotériques affirment que tout être humain crée inconsciemment des formes astrales, basées sur ses pensées et ses émotions. La différence entre ces formes-pensées et le clone astral résiderait dans le degré de complexité et de lien. Le clone n'est pas une simple idée flottante : c'est un fragment animé, un morceau du soi doté de mouvement et d'intention, même rudimentaire. Dans certaines situations, cette entité est capable d'interagir avec d'autres sur le plan astral, d'établir des liens, d'apprendre, et même, dans des cas extrêmes, d'agir contre les intérêts de son créateur.

Le danger du clone astral réside précisément dans cette autonomie croissante. Lorsqu'il n'est pas identifié, il continue d'absorber l'énergie vitale de l'original, comme une plante parasite qui, bien que semblant inoffensive, étouffe peu à peu l'arbre qui l'abrite. Des sensations de fatigue inexplicable, des changements d'humeur soudains, des rêves vifs avec des doubles, des sensations d'être "hors de soi" ou même de petits lapsus de mémoire peuvent être des signes subtils de sa présence. Souvent, l'individu ne réalise pas qu'il est influencé par une duplicata qui vit dans une autre dimension, mais qui, par le biais du lien énergétique, envoie des impulsions et des interférences constantes.

Outre les cas d'apparition spontanée, il existe des situations plus graves où le clone astral est créé par des tiers. Des esprits obsesseurs, des mages négatifs ou des entités extra-physiques peuvent manipuler la structure subtile d'une personne pour extraire un fragment de son énergie et le façonner en une duplicata. Cette copie est alors programmée pour des objectifs spécifiques : espionnage astral, manipulation psychique, drainage énergétique. Dans les rituels de magie de basse vibration, cette pratique est connue sous le nom de duplication parasitaire. Le clone devient un canal par lequel le manipulateur accède et influence la victime, sans qu'elle perçoive l'origine des pensées et des émotions qui commencent à la dominer.

L'existence du clone astral n'est pas limitée aux individus spirituellement vulnérables ou en déséquilibre. Même les personnes ayant un grand développement spirituel peuvent expérimenter ce phénomène, surtout lorsqu'elles sont confrontées à des émotions intenses non résolues. La différence réside dans la capacité d'identification et de résolution. Un pratiquant conscient peut percevoir la duplicata et la réintégrer, dissolvant le lien ou guérissant la partie de lui-même qui a été projetée. En revanche, une personne non avertie a tendance à subir les conséquences sans en comprendre les causes, devenant l'otage d'un reflet qui devrait être seulement un signal, et non une prison.

Le lien entre le clone et l'original est l'un des aspects les plus fascinants et dangereux du phénomène. Il fonctionne comme une artère énergétique, par où circulent émotions, mémoires et sensations. Le clone, étant un morceau de l'être, est naturellement syntonisé avec ses fréquences. Lorsque le créateur ressent de la colère, le clone vibre de colère. Lorsqu'il ressent de la douleur, le clone répercute cette douleur. Le problème est que ce flux se produit également dans le sens inverse. Si le clone est attaqué sur le plan astral, l'original peut ressentir une douleur physique ou émotionnelle. Si le clone interagit avec des entités nuisibles, l'hôte peut être affecté psychologiquement, sans savoir d'où provient la perturbation. Ce cordon de liaison est à la fois un canal et une prison, exigeant une gestion précise pour ne pas devenir un chemin d'autodestruction.

Dans certaines traditions ésotériques, le clone astral est vu comme une opportunité. Il peut être compris comme un miroir évolutif, une chance de confronter des parties niées de soi-même. Au lieu de simplement le détruire, certains maîtres enseignent à dialoguer avec le clone, à comprendre ses motivations et à dissoudre l'énergie qui l'anime par l'intégration. Cela exige cependant un degré élevé de connaissance de soi et de maîtrise spirituelle, car le clone a tendance à résister à la réintégration, cherchant à maintenir son existence par instinct énergétique. Il n'est pas rare qu'il tente de se cacher sur le plan astral, de se déguiser ou même de mentir aux entités sensibles qui essaient de le capturer. Il veut survivre – et cette volonté le rapproche dangereusement d'un être aux rudiments de conscience.

En fin de compte, le clone astral est un phénomène qui exige un regard attentif, une discipline intérieure et un profond respect pour la réalité des plans subtils. L'ignorer ne le fera pas disparaître. Au contraire : en niant son existence, la personne ne fait que céder plus de terrain pour qu'il agisse dans son champ subtil. Reconnaître sa présence est le premier pas pour comprendre ce qu'il représente : une partie de soi, déplacée, cherchant sens et survie. Qu'il soit reflet inconscient, création malveillante ou fragment émotionnel projeté, le clone astral est toujours un avertissement qu'il y a quelque chose en désaccord. Et là où il y a désaccord, il y a aussi la possibilité de guérison – à condition d'avoir le courage d'affronter sa propre ombre, même si elle a votre visage.

Chapitre 2
Corps Subtils

La compréhension de l'être humain exige une plongée au-delà de la matière tangible, révélant une constitution plus vaste et complexe qui transcende les limites du corps physique. La véritable nature humaine s'exprime dans de multiples dimensions d'existence, chacune régie par des lois spécifiques et vibrant à des fréquences distinctes, composant un organisme multidimensionnel en interaction constante. Il ne s'agit pas seulement de reconnaître qu'il y a plus que ce que les yeux peuvent voir, mais d'admettre que l'expérience humaine est soutenue par une architecture énergétique complexe.

Cette architecture est formée de corps subtils qui coexistent avec le corps physique et qui, bien qu'invisibles, influencent directement nos états émotionnels, mentaux et spirituels. Cette réalité énergétique n'est pas métaphorique, mais concrète dans son propre domaine, se structurant en niveaux interdépendants qui, ensemble, forment ce que l'on peut appeler l'identité totale de l'être. La structure subtile qui entoure et pénètre le corps physique est composée de couches qui s'interpénètrent, fonctionnant comme des canaux de communication entre le monde matériel et les plans de conscience plus élevés.

Chaque corps subtil remplit des fonctions spécifiques, étant responsable de capter, traiter et distribuer les énergies provenant de l'univers et de l'essence spirituelle propre à l'individu. Cette multiplicité a été reconnue par différentes traditions au cours de l'histoire, qui, malgré leurs divergences culturelles, ont convergé dans la perception que l'être humain est bien plus que chair et os. De l'Égypte ancienne à l'Inde védique, de la philosophie hermétique aux doctrines spirituelles contemporaines, émerge l'idée que l'individualité se manifeste en plusieurs couches vibrationnelles, où chaque corps subtil reflète une facette de l'âme dans son processus d'évolution et d'apprentissage. Ces corps, bien que distincts, ne sont pas isolés, mais communiquent et réagissent en synchronie, comme les engrenages d'un même mécanisme cosmique.

La compréhension profonde de ces corps subtils éclaire non seulement la dynamique interne de l'être, mais offre également les clés pour interpréter des phénomènes spirituels qui, à première vue, pourraient sembler inexplicables. Les déséquilibres à l'un de ces niveaux, par exemple, ne se limitent pas au champ énergétique ; ils se répercutent sur les émotions, la pensée et même la santé physique. Lorsqu'il y a harmonie entre les corps, l'être agit en plénitude, guidé par son centre de conscience supérieur. Cependant, lorsqu'il y a des fissures — provoquées par des traumatismes, des émotions refoulées ou des pratiques spirituelles irresponsables —, cette cohésion se rompt, et des fragments de la psyché peuvent se détacher, donnant naissance à des formes d'existence autonomes sur le plan subtil.

C'est à ce moment-là que s'ouvre la voie à l'émergence d'entités telles que le clone astral, dont la compréhension n'est possible qu'en reconnaissant la complexité de ces corps invisibles. Ainsi, l'étude des corps subtils se présente non seulement comme une investigation métaphysique, mais comme une nécessité vitale pour quiconque cherche à comprendre les développements cachés de sa propre existence. Le concept de clone astral ne peut même pas être effleuré sans comprendre au préalable cette multiplicité.

L'idée des corps subtils est ancienne, récupérée de traditions qui transcendent les religions et les géographies. Égyptiens, Hindous, Hébreux, Grecs, Tibétains, alchimistes médiévaux et mystiques modernes — tous, dans leurs langages respectifs, ont traité de ces structures invisibles qui, ensemble, forment l'être intégral. Chacune opère à une fréquence spécifique et répond à ses propres lois, connectant l'individu à différents plans de réalité.

Le corps physique est le plus dense et le plus limité. Soumis au temps, à l'espace et à la gravité, il est aussi le plus éphémère. Mais autour de lui, il y a ce que l'on a convenu d'appeler le double éthérique — une réplique énergétique du corps biologique, dont les fonctions primordiales incluent la captation et la distribution de l'énergie vitale, le prana, le chi. C'est à ce niveau que les acupuncteurs agissent en manipulant les méridiens, et c'est ici que se trouvent les chakras, vortex d'énergie qui régulent l'harmonie entre les niveaux physique et non physique.

Au-dessus du double éthérique vibre le corps astral. C'est le véritable champ des expériences émotionnelles. Toute émotion, avant de se manifester par des expressions corporelles ou des impulsions mentales, résonne dans ce corps. Il n'est pas seulement un entrepôt de sentiments, mais aussi un véhicule de projection : c'est avec lui que la conscience se déplace pendant les rêves lucides, les expériences hors du corps, les voyages astraux. C'est en lui que se produisent les rencontres avec les entités spirituelles et où la réalité prend une plasticité modelable par la volonté et la croyance.

Plus élevé encore se trouve le corps mental. Ici résident les pensées, les idées, les raisonnements, mais aussi les obsessions, les schémas répétitifs et les constructions mentales qui peuvent prendre vie propre. Lorsqu'une pensée est chargée d'émotion et maintenue suffisamment longtemps, elle gagne en densité dans le corps mental et commence à influencer les autres niveaux. À partir de ce point, on commence à entrevoir la possibilité de quelque chose de plus : un fragment, une copie, un double — l'embryon d'un clone astral.

Dans le Spiritisme, Allan Kardec a synthétisé ces corps subtils sous le terme de "périsprit". Pour lui, il s'agit du lien entre l'esprit immortel et le corps physique, une enveloppe semi-matérielle qui capte les impulsions de l'esprit et les transmet au corps, et vice-versa. Mais le périsprit n'est pas une unité indivisible : il est composé, à son tour, de couches, et celles-ci contiennent à la fois le corps astral, l'éthérique et d'autres niveaux encore plus subtils. Le périsprit est un pont vivant, façonné par les pensées, les émotions et les choix, et capable de refléter fidèlement l'état d'esprit d'une personne.

Ces corps fonctionnent normalement de manière intégrée, unis comme les notes d'un accord harmonique. Le corps physique ressent le froid, l'astral réagit avec inconfort, le mental interprète et juge la sensation. Tout bouge à l'unisson, comme un organisme unique et cohérent. Cependant, il y a des moments où cette intégration échoue — par traumatisme, pratique spirituelle, manipulation externe ou déséquilibre émotionnel. Et c'est dans ce vide, dans ce moment de désintégration partielle, que quelque chose peut se détacher.

Le dédoublement spirituel, phénomène connu sous divers noms dans plusieurs traditions, est l'état dans lequel l'un des corps subtils s'éloigne temporairement du corps physique, tout en restant lié à lui par un cordon énergétique. Pendant le sommeil, par exemple, le corps astral se libère partiellement et voyage dans les plans spirituels, parfois sans que l'individu en ait le moindre souvenir conscient. Mais lorsque ce processus devient instable — que ce soit par des traumatismes, des déséquilibres ou des pratiques irresponsables —, il y a un risque qu'une partie du corps astral se sépare de manière semi-autonome. Elle ne revient pas complètement. Elle reste à errer. Elle devient une duplicata.

Ce fragment peut continuer à absorber l'énergie vitale, maintenant la liaison avec le corps physique à travers un cordon subtil. Cependant, étant détaché de la conscience centrale, il commence à réagir de manière propre, reproduisant souvent d'anciens schémas émotionnels, des désirs refoulés, des traumatismes non élaborés. Il devient, finalement, un clone astral.

La clé réside dans la conscience. Tant que l'être est éveillé et présent à ses multiples niveaux, ses corps s'alignent sous le commandement du Moi Supérieur, formant une unité cohésive. Mais lorsqu'il y a des fissures — et nous en avons tous, à des degrés divers —, le champ énergétique se fragmente, et les parties gagnent une indépendance proportionnelle au degré d'inconscience auquel elles sont soumises. Il ne s'agit pas de possession, ni d'obsession commune, mais d'une sorte d'auto-évasion inconsciente qui se matérialise sur un autre plan.

Il n'est pas rare que des personnes émotionnellement instables, plongées dans des peurs, des colères ou des désirs intenses, projettent par inadvertance des parties d'elles-mêmes hors du corps astral, créant involontairement ces duplicatas. Le corps astral, saturé par une seule vibration dominante, tend à façonner un fragment de cette énergie sous une forme plus dense. Et, ce faisant, il donne naissance à une entité qui, bien qu'originaire de l'être lui-même, ne répond plus à son contrôle.

Ce processus est exacerbé par des pratiques spirituelles sans préparation. Les personnes qui s'aventurent dans la projection astrale sans connaissances adéquates, qui manipulent des forces mentales sans connaissance de soi, ou qui font un usage irresponsable de substances enthéogènes, peuvent ouvrir en elles des portes qu'elles ne savent pas refermer. Dans ces occasions, une partie du corps astral ou mental se détache et ne retrouve pas le chemin du retour. Au lieu de se dissoudre dans l'éther, elle se fixe. Se nourrit. Se façonne. Et, éventuellement, vit — comme un clone.

C'est pourquoi comprendre les corps subtils est absolument essentiel. Ce n'est qu'à travers cette compréhension que l'on peut distinguer une perturbation psychique commune d'une manifestation énergétique complexe. Le clone astral n'est pas un symptôme de folie, ni un délire mystique. C'est le résultat d'un processus vibratoire très réel, qui obéit à des lois spécifiques du monde subtil. L'ignorer, c'est lui laisser de l'espace pour se renforcer. Le comprendre, c'est le premier pas pour le désarmer.

En se reconnaissant comme un être multidimensionnel, doté de corps qui vont au-delà de la chair, l'individu commence à percevoir que tout ce qu'il ressent, pense et fait résonne à différents niveaux. Il n'existe pas de pensée anodine, ni d'émotion isolée. Tout laisse une trace. Tout se reflète dans les corps subtils. Et chaque déséquilibre, chaque sentiment nourri suffisamment longtemps, peut se convertir en forme. En vie. En un autre. En un clone.

Et ce qui est dehors — que ce soit ombre ou lumière — demande un jour à revenir. Parce que tout fragment veut être entier. Mais tant que cette réintégration n'a pas lieu, il restera à côté, reflétant l'essence de l'être qui l'a créé, comme un écho qui ne s'efface pas.

Chapitre 3
Double Spirituel

La coexistence de multiples expressions de l'être à différents niveaux de réalité est l'une des manifestations les plus intrigantes de la nature humaine. La présence d'un double spirituel, bien que souvent reléguée au domaine des légendes et du folklore, trouve son fondement dans les structures subtiles qui composent la psyché et le corps énergétique de l'individu. Ce double n'est pas une simple hallucination ou un artifice de la fantaisie : c'est une configuration réelle, opérant sur un plan vibratoire distinct, dont l'origine s'enracine profondément dans l'inconscient et dans les couches spirituelles qui enveloppent l'être.

Il représente la possibilité d'une manifestation parallèle de l'identité, mue par des impulsions souvent inconnues ou inconscientes, et qui agit avec un certain degré d'autonomie dans des domaines qui échappent à la perception ordinaire. La notion que l'être humain puisse, même sans intention, projeter une version de lui-même qui chemine dans une autre dimension, émerge non comme une spéculation, mais comme la reconnaissance d'un phénomène aussi ancien que la pensée spirituelle elle-même.

Ce second "moi", également appelé double spirituel, ne se configure pas nécessairement comme un adversaire ou une menace. Dans de nombreuses traditions, il est perçu comme un compagnon, une extension ou une forme de dédoublement de la conscience. Cependant, ce qui définit sa nature n'est pas seulement son existence, mais l'état émotionnel, mental et spirituel de l'individu qui l'origine. Lorsque l'être est en équilibre, le double agit comme un reflet utile, un instrument d'expansion de la perception, capable d'accomplir des tâches sur les plans subtils.

Mais lorsqu'il y a déséquilibre, répression des émotions, traumatismes non résolus ou usage imprudent de pratiques spirituelles, cette projection peut acquérir une forme dysfonctionnelle. À ce stade, le double cesse d'être une ressource consciente et commence à opérer comme une entité avec sa propre volonté, générée par des contenus refoulés qui ont échappé au contrôle. Son autonomie n'est pas pleine, mais suffisante pour interférer dans le champ vibratoire et les processus psychiques de son créateur.

L'apparition d'un clone astral est un exemple spécifique et approfondi de ce phénomène. Contrairement au double traditionnel, qui tend à être transitoire et symbolique, le clone se structure comme un fragment psychique cristallisé, animé par une charge émotionnelle intense et soutenu par des liens énergétiques avec son créateur. Il est, à la fois, produit et reflet — une manifestation condensée d'aspects du moi qui n'ont pas trouvé d'expression sur le plan conscient. Son existence prolongée exige un flux continu d'énergie, ce qui l'amène à maintenir, de manière souvent subtile et parasitaire, sa connexion avec la matrice originale. Reconnaître cette présence, comprendre sa genèse et l'intégrer au champ de conscience est une tâche qui exige non seulement une connaissance spirituelle, mais aussi une plongée profonde dans ses propres abîmes intérieurs. Car ce double, dans sa forme la plus dense, est le miroir non seulement de ce que nous sommes, mais de ce que nous avons été incapables d'accepter.

Le terme "doppelgänger", d'origine allemande, est peut-être le plus connu dans les traditions occidentales. Littéralement, il signifie "marcheur double" ou "celui qui marche à côté". Dans le folklore européen, ce double était vu comme un présage sinistre. On disait que si quelqu'un rencontrait son propre doppelgänger, c'était signe que la mort était proche, ou qu'un grand malheur approchait. L'explication populaire était simple : le monde spirituel s'était déchiré et avait permis à l'ombre de l'âme de se manifester, avertissant que quelque chose s'était brisé dans le lien entre le corps et l'esprit.

Mais le doppelgänger n'est pas le seul. Dans l'Égypte ancienne, le "Ka" représentait une sorte de jumeau spirituel qui accompagnait la personne tout au long de sa vie. Il était créé à la naissance et continuait d'exister après la mort, nécessitant une nourriture spirituelle par des offrandes et des rituels. Les Égyptiens savaient que le Ka pouvait errer, visiter les vivants et même interagir avec les rêves de ceux qui restaient. Il était une étincelle vivante de l'essence de l'individu, presque comme une âme parallèle, connectée par un lien sacré et incassable.

Dans les traditions orientales, comme l'hindouisme et le bouddhisme tantrique, il existe des références au "corps illusoire" ou "maya-kosha", une forme spirituelle qui reflète les désirs et les karmas de la personne. Dans les pratiques tibétaines du Dzogchen, on rapporte des cas de yogis capables de manifester des corps d'arc-en-ciel ou des formes doubles pour accomplir des tâches spirituelles sur différents plans simultanément. Ils ne voyaient pas cette duplicité comme un mal, mais comme une capacité avancée, une conquête de la conscience sur la matière.

Dans les traditions chamaniques d'Amérique du Nord, d'Amérique du Sud et de Sibérie, nous trouvons les récits sur les "naguales", les "esprits compagnons" ou les "doubles du chaman". Ces êtres, qui pouvaient prendre forme humaine ou animale, étaient envoyés en missions spirituelles de guérison, d'espionnage ou de bataille. Ils faisaient partie du chaman lui-même, une extension de son âme ou de sa conscience, dotée d'une autonomie momentanée. L'existence du double était considérée comme sacrée, et sa gestion exigeait une grande responsabilité, sous peine de fragmentation psychique ou de perte du pouvoir spirituel.

Même dans la littérature classique occidentale, l'idée du double apparaît de manière récurrente. Goethe a rapporté, dans son journal, une rencontre avec son propre doppelgänger lors d'un moment de crise personnelle. Dostoïevski a écrit sur la duplicité de l'âme dans son œuvre "Le Double", où le protagoniste se voit confronté à une version plus audacieuse, cruelle et déréglée de lui-même. Jung, pour sa part, a développé le concept de l'"Ombre" — une partie de la psyché qui est refoulée et projetée dans l'inconscient, pouvant prendre forme symbolique dans les rêves, les visions ou les états altérés.

C'est dans ce vaste océan de symboles, de récits et de traditions que le clone astral s'insère, comme une manifestation spécifique du double spirituel. La différence est subtile, mais cruciale. Le double, dans ses versions classiques, était généralement un reflet, une image symbolique, ou une extension temporaire de la conscience. Le clone astral, lui, porte une intention plus constante d'autonomie. Il n'est pas seulement un reflet passager, mais une entité avec une certaine forme de permanence et une capacité d'action indépendante, bien que liée par des fils invisibles à son créateur.

La naissance d'un clone astral se produit souvent lors de moments de forte rupture intérieure. Lorsque l'être humain entre en effondrement émotionnel ou spirituel, une partie de sa psyché peut se détacher en quête de survie. C'est comme si l'âme, incapable de porter le poids du traumatisme, de la répression ou de la douleur, projetait à l'extérieur une partie d'elle-même pour ne pas succomber. Cette partie prend alors corps sur le plan astral. Au début, elle peut sembler n'être qu'une ombre, une répétition de gestes, une énergie errante. Mais avec le temps — surtout si elle continue à recevoir l'aliment énergétique de l'original — elle prend forme, volonté et une sorte de conscience rudimentaire.

Dans les récits spirituels de bilocation, par exemple, nous voyons des indices clairs de ce phénomène. Il existe d'innombrables cas documentés de personnes vues à deux endroits en même temps, avec des témoins fiables garantissant avoir interagi avec les deux versions. L'Église catholique reconnaît ce phénomène chez des saints comme Padre Pio et Saint Alphonse de Liguori, qui, à plusieurs reprises, sont apparus simultanément dans des lieux distincts pour réaliser des guérisons, des orientations ou des tâches spirituelles. Ces épisodes, en général, sont associés au dédoublement conscient du corps astral, mais on ne peut écarter la possibilité que, dans certains cas, ce qui se manifestait était un clone — un double créé par nécessité ou par une volonté intense de secourir quelqu'un.

Mais la duplication spirituelle n'est pas toujours bénigne. Il existe des enregistrements tout aussi perturbants de personnes qui, en traversant des moments de tension émotionnelle extrême, rapportent avoir vu ou senti la présence d'un "autre moi", agissant de manière hostile, menaçante ou manipulatrice. Cette entité, dans de nombreux cas, semble se nourrir de l'énergie émotionnelle de l'original, amplifiant les sentiments négatifs, générant une confusion mentale, des cauchemars récurrents et des sensations de persécution. De tels cas ne sont pas purement psychologiques. De nombreuses traditions spiritualistes reconnaissent qu'une fois formé, le clone astral peut devenir un parasite, agissant comme un "jumeau obscur" qui contamine la vie émotionnelle et spirituelle de la personne.

Le lien entre le clone et l'original est profond et, en même temps, dangereux. Ce n'est pas un lien d'amour, comme entre une mère et son fils. C'est plutôt comme une symbiose — ou, dans les cas plus graves, une vampirisation. Le clone a besoin de l'original pour se maintenir. Sans lui, il se désintègre. Mais, en même temps, il agit comme s'il était un être à part, revendiquant de l'espace, influençant les pensées, les rêves et les comportements.

Il y a des personnes qui, sans le savoir, passent des années à vivre sous l'influence d'un double. Elles se sentent épuisées, émotionnellement incontrôlables, expérimentent des conflits internes inexplicables, comme si elles portaient deux volontés distinctes en leur sein. Et, en fait, elles en portent.

Reconnaître cette duplicité est un défi. Le clone astral ne se présente pas avec un badge, ni ne frappe à la porte. Il s'insinue. Il murmure. Il se manifeste dans les recoins les plus sombres de la conscience, là où la peur, la colère, le désir et la douleur trouvent refuge. Il peut utiliser le visage de son propre créateur, mais avec une étrange lueur dans le regard, comme si quelque chose n'était pas à sa place. Il peut apparaître dans les rêves, dans les miroirs, dans les moments de fragilité spirituelle. Et il laisse toujours une marque : la sensation que quelque chose en soi n'est pas en harmonie, qu'il y a une présence invisible qui n'est pas entièrement vous.

Le double spirituel, dans ses formes archétypales, a été vu pendant des millénaires comme un avertissement, un intermédiaire, un reflet. Le clone astral est son développement moderne et complexe — un reflet qui a acquis une volonté, un avertissement qui n'a cessé de résonner, un intermédiaire qui a décidé de cheminer seul. Il est la preuve que nous ne sommes pas indivisibles. Nous sommes faits de couches, de voix, de fragments. Et, parfois, l'un de ces fragments décide de marcher seul.

    Dans ce monde invisible où tout vibre et se connecte, l'existence d'un clone astral n'est pas seulement possible — c'est une conséquence naturelle de qui nous sommes et de comment nous vivons. Il est le miroir vivant de nos choix, traumatismes et potentiels. Et comme tout miroir, il peut refléter autant la lumière que l'ombre. Le comprendre, c'est saisir, enfin, que le plus grand mystère réside en nous-mêmes — et que peut-être nous n'avons jamais marché seuls.

Chapitre 4
Sagesse Hermétique

La sagesse ancestrale de l'Hermétisme offre une base solide et profondément révélatrice pour la compréhension des manifestations subtiles de l'existence, tel que le phénomène du clone astral. Loin d'être une rêverie ou un accident mystique, cette duplication énergétique trouve un appui logique dans les lois universelles qui régissent tous les plans de la réalité. En se penchant sur les enseignements hermétiques, on découvre une vision du monde dans laquelle tout ce qui existe, du plus dense au plus éthéré, obéit à des principes fondamentaux immuables.

Ces principes n'expliquent pas seulement la structure de l'univers, mais orientent également la conduite du chercheur qui désire devenir co-auteur de sa réalité. Dans ce contexte, le clone astral émerge non comme une anomalie, mais comme la conséquence naturelle de déséquilibres internes projetés sur le plan subtil — un effet prévisible de causes vibratoires maintenues dans le temps. La tradition hermétique ne se limite pas à transmettre une connaissance théorique ; elle propose un chemin de maîtrise de soi, où l'être éveillé apprend à observer, comprendre et transformer les forces qui agissent en lui.

En reconnaissant que tout est esprit, comme l'enseigne le Principe du Mentalisme, on comprend que la réalité est façonnée à partir de la pensée. Et lorsque les pensées s'allient à des émotions intenses et récurrentes, elles forment des moules énergétiques capables de donner naissance à des entités autonomes sur le plan astral. Le clone, en ce sens, est un produit légitime de l'esprit créateur, une extériorisation vivante de contenus psychiques non intégrés.

En considérant les principes de Correspondance et de Vibration, il devient évident que ce qui se répète intérieurement — comme les schémas émotionnels, les traumatismes non résolus ou les désirs refoulés — trouvera un écho dans d'autres couches de l'être. Le clone est cet écho condensé, une réplique qui vibre à la même fréquence que l'origine émotionnelle qui l'a engendré.

En approfondissant la polarité, le rythme et la causalité, l'Hermétisme révèle que tout dans la création possède son opposé complémentaire, que rien ne demeure immuable, et que tout effet découle d'une cause spécifique. Comprendre ces lois permet à l'individu non seulement d'identifier l'origine du clone astral, mais aussi de développer les moyens de le dissoudre ou de le réintégrer. Le clone cesse d'être vu comme une menace externe et est reconnu comme faisant partie du propre champ énergétique, une manifestation qui porte en elle un message codé sur l'état intérieur du créateur.

L'Hermétisme, par conséquent, n'offre pas une perspective de peur, mais de lucidité. Il enseigne que chaque pensée est un acte magique, chaque émotion une vibration créatrice, et que tout être humain possède en lui le pouvoir de transformer les formes qu'il génère. Ainsi, le clone astral est dévoilé comme un maître caché, qui pointe vers les aspects négligés de l'être lui-même et invite au travail intérieur de transmutation et d'intégration.

L'Hermétisme, attribué à Hermès Trismégiste — figure mythologique synthétisant le dieu égyptien Thot et le grec Hermès —, soutient que l'univers est régi par sept principes immuables. Ces principes ne sont pas des doctrines à croire, mais des clés opérationnelles qui décrivent la structure de la réalité subtile et matérielle. L'érudit qui les comprend non seulement observe le monde, mais le façonne. Et c'est exactement à ce point que le clone astral cesse d'être un mystère obscur pour devenir une équation énergétique prévisible.

Le premier principe hermétique, celui du Mentalisme, déclare : "Le Tout est Esprit ; l'univers est mental." Cela implique que tout ce qui existe est, en dernière instance, produit de l'esprit divin. Et comme l'être humain est fait à l'image et à la ressemblance du Tout, lui aussi crée des réalités avec son esprit. Pensées, émotions, images mentales et croyances ne sont pas de simples abstractions ; ce sont des semences. Et lorsque ces semences sont arrosées avec suffisamment d'énergie et d'attention, elles germent sur le plan astral. Ainsi, la genèse du clone astral peut être vue comme la matérialisation d'une idée ou émotion récurrente qui, par force mentale, prend forme et autonomie.

Le deuxième principe, celui de Correspondance, fait écho au célèbre axiome : "Ce qui est en haut est comme ce qui est en bas ; ce qui est à l'intérieur est comme ce qui est à l'extérieur." Le clone astral est un miroir. Il est le reflet d'une partie de l'être dans une autre dimension. C'est une duplication qui respecte la Loi de Correspondance : s'il y a un schéma persistant à l'intérieur de l'être, il s'exprimera à un moment donné à l'extérieur, que ce soit sur le plan physique, émotionnel ou astral. Un ressentiment non résolu, par exemple, peut rester latent dans l'esprit, mais peut aussi se manifester comme un reflet vivant sur le plan subtil — un clone mû par la rancœur, errant et cherchant vengeance au nom du créateur qui ne se souvient même plus de la blessure originelle.

Un autre principe qui éclaire le phénomène est celui de la Vibration : "Rien ne repose ; tout bouge ; tout vibre." Chaque pensée, chaque émotion, chaque intention possède une fréquence spécifique. Lorsqu'un schéma vibratoire devient dominant dans le champ énergétique d'une personne, il tend à se condenser. Comme dans un orage électrique, les nuages émotionnels s'accumulent jusqu'au point de décharge : l'éclair jaillit, ou dans ce cas, le clone astral. Il est la précipitation d'une vibration constante, matérialisée sur le plan subtil par affinité énergétique. Et une fois formé, il continuera à vibrer à la même fréquence qui l'a engendré, rétro-alimentant le cycle.

Le Principe de Polarité enseigne que "tout est double ; tout a deux pôles ; tout a son opposé". Le clone astral est, sous cet angle, le pôle complémentaire de la conscience éveillée. Il incarne ce qui a été rejeté, refoulé ou négligé. Si une personne ne vit que sa persona lumineuse, le clone peut représenter l'ombre — le côté sombre, non intégré, qui cherche l'existence par ses propres moyens. Cependant, cela ne le rend pas intrinsèquement maléfique. Il est simplement l'autre côté de la médaille. Le danger réside dans le manque d'équilibre entre les pôles, dans l'ignorance de son existence et dans le refus d'affronter ce qu'il représente.

Le principe du Rythme révèle que "tout s'écoule, sort et entre ; tout a ses marées ; tout monte et descend." Cela nous montre que rien ne demeure statique. Pas même le clone. Son pouvoir et son influence oscillent selon les cycles intérieurs du créateur. Lorsque le créateur est fortifié, centré, harmonisé, le clone s'affaiblit. Lorsque l'individu plonge dans l'instabilité émotionnelle, la pensée obsessionnelle ou des pratiques spirituelles inconscientes, le clone gagne en force. Comme une marée astrale, il avance et recule, cherchant des opportunités pour se manifester avec plus d'intensité.

Le sixième principe, celui de Cause et Effet, est peut-être le plus révélateur : "Toute cause a son effet ; tout effet a sa cause." Le clone astral ne surgit pas par hasard. Il est l'effet d'une cause spécifique : un schéma énergétique réitéré, une volonté intense et non exprimée, un traumatisme non digéré, une pratique magique mal conduite. Il est la conséquence directe d'une série de choix et d'états internes. En le comprenant comme un effet, il devient possible de remonter à son origine et, par conséquent, de la transformer. Le vrai mage, enseigne l'Hermétisme, ne déplore pas les effets — il modifie les causes.

Le principe du Genre affirme : "Le genre est en tout ; tout a ses principes masculin et féminin." Ce principe se réfère à la dualité créative de l'univers : le masculin comme force émettrice, le féminin comme force réceptive. La création d'un clone astral exige la présence de ces deux polarités. La pensée (masculine) envoie la semence, l'émotion (féminine) la reçoit et la nourrit. Lorsque ces deux énergies s'unissent avec une intensité suffisante, elles produisent une forme : une entité sur le plan subtil. C'est pourquoi l'esprit et le cœur sont tous deux impliqués dans ce processus de duplication énergétique. Il ne suffit pas de penser — il faut ressentir. Et il ne suffit pas de ressentir — il faut penser de manière réitérée. Le clone astral est donc l'enfant légitime du mariage entre la pensée et l'émotion.

Mais l'Hermétisme n'explique pas seulement la genèse du clone astral ; il offre aussi des chemins pour sa dissolution. La Loi de Transmutation, implicite dans les sept principes, enseigne que tout peut être changé d'une forme à une autre — à condition d'en comprendre la nature. Ainsi, un clone né de la colère peut être transmuté par la compassion ; un double généré par la peur peut être réintégré par la connaissance de soi. L'occultiste hermétique ne détruit pas aveuglément ce qu'il a créé. Il transmute. Il réintègre. Il comprend que tout fait partie de l'Un, et que même ce qui effraie porte en soi l'étincelle divine.

Il est important de se rappeler que les anciens hermétistes ne voyaient pas les plans subtils comme des métaphores. Pour eux, le plan astral était aussi réel que le physique, bien que régi par des lois différentes. Ils comprenaient que tout acte magique, toute prière, toute visualisation mentale, toute émotion intense était un geste de création sur ce plan. Ils savaient qu'ils pouvaient, intentionnellement ou non, générer des formes et des entités — et c'est pourquoi ils recommandaient une vigilance constante sur leurs propres pensées et désirs.

Hermès Trismégiste, dans ses écrits, a été clair : "Celui qui se connaît lui-même connaît l'univers." Cette maxime est au cœur de la sagesse hermétique. Et en l'appliquant à la question du clone astral, on perçoit le chemin de la solution : la connaissance de soi. En découvrant ses propres polarités, en investiguant les causes cachées de ses pensées et émotions, en assumant la responsabilité des créations qui émanent de son propre être, l'individu peut non seulement dissoudre les clones astraux, mais éviter que de nouveaux n'apparaissent.

Il n'y a pas de place dans l'Hermétisme pour le victimisme spirituel. Tout ce qui existe dans la vie d'un être humain a été attiré, permis ou créé par lui-même. Le clone astral est donc une invitation : à revisiter les pensées qui se répètent, les sentiments qui persistent, les désirs secrets qui n'ont jamais été regardés. Il est l'incarnation subtile de ce qui a été rejeté. Et tant qu'il sera ignoré, il continuera à frapper à la porte de la conscience, exigeant d'être vu.

La sagesse hermétique n'offre pas de réponses toutes faites — elle offre des clés. Des clés pour ouvrir les portails de la perception, de la responsabilité, de la transformation. Et une fois que l'on comprend que tout dans l'univers est mental, on comprend aussi que tout clone peut être défait avec le même pouvoir qui l'a créé : le pouvoir de l'esprit éveillé, allié à la volonté consciente et au cœur aligné avec le Tout. Ainsi, le clone cesse d'être un ennemi caché et devient un maître temporaire, dont la mission est de pointer ce qui en nous a besoin d'être transmuté. Et lorsque cette leçon est comprise, la duplicata se défait — non dans la bataille, mais dans la lumière.

Chapitre 5
Vision Théosophique

L'approche théosophique concernant les multiples corps de l'être humain établit une carte détaillée de la constitution occulte de l'individu, où chaque couche vibratoire remplit une fonction spécifique dans le processus évolutif de la conscience. Inséré dans ce contexte, le phénomène du clone astral cesse d'être un mystère isolé ou un événement mystique de nature aléatoire et occupe une place intelligible au sein de la dynamique entre les corps subtils et le plan astral. La Théosophie, en articulant savoirs orientaux et occidentaux avec rigueur philosophique et spirituelle, révèle que tout en l'être humain est énergie en mouvement, façonnée par des schémas mentaux et émotionnels persistants.

Ainsi, le clone astral apparaît comme l'expression légitime — bien que dysfonctionnelle — d'une partie dissociée de la psyché, condensée sous forme vibratoire dans l'éther astral, qui est le champ plastique par excellence des créations mentales et émotionnelles. La distinction théosophique entre les corps physique, éthérique, astral, mental inférieur et supérieur, et les niveaux spirituels plus élevés permet de comprendre la complexité des formes qui habitent le plan invisible. Le clone astral, dans ce cadre, est une entité qui se forme à partir de la surcharge d'une ou plusieurs de ces couches, notamment du corps astral ou du mental inférieur.

Il n'est pas une entité externe, mais une portion de l'individu lui-même qui, en raison de traumatismes, de désirs intenses ou de pratiques ésotériques désajustées, se sépare de la conscience centrale et acquiert un certain degré d'autonomie. Cette séparation se produit de manière progressive : elle commence par une pensée ou une émotion récurrente qui, en se fixant dans le temps, attire la matière subtile et s'organise comme une forme vivante sur le plan astral. L'énergie qui le soutient ne vient pas de l'extérieur, mais du créateur lui-même, qui, même inconsciemment, continue d'alimenter ce fragment avec son attention et sa vibration.

La Théosophie enseigne que l'univers est constitué de lois rigoureuses, parmi lesquelles la Loi d'Attraction Vibratoire, selon laquelle les semblables s'attirent. Ce principe explique non seulement la formation du clone astral, mais aussi sa capacité à s'associer à des forces externes, comme les larves astrales, les formes-pensées collectives ou les élémentaux artificiels. Un clone généré par la peur, par exemple, vibre à la fréquence de la peur et attire des entités de l'astral inférieur qui se nourrissent de cette énergie. Le résultat est une symbiose parasitaire, qui intensifie les effets délétères du clone, le rendant non seulement un reflet du créateur, mais aussi un canal pour des forces visant à déséquilibrer davantage son champ énergétique.

La Théosophie, cependant, ne présente pas ce scénario comme une sentence, mais comme un signal d'alerte — une opportunité de rééquilibrage par la connaissance de soi, la purification émotionnelle et l'usage conscient de la volonté. Chaque clone astral, aussi dense ou perturbateur qu'il puisse paraître, est un rappel que l'être humain est créateur sur tous les plans, et que sa propre lumière est capable de dissoudre même les ombres les plus résistantes.

Helena Petrovna Blavatsky, la fondatrice du mouvement théosophique moderne, parlait avec insistance du "linga sharîra", terme sanskrit qui se réfère au corps subtil inférieur — une réplique énergétique du corps physique, sensible aux émotions et pensées de l'individu. Blavatsky l'identifiait comme le "double astral" (astral double), une couche intermédiaire qui servait de moule et de soutien à la vie incarnée. Selon elle, ce corps était susceptible aux ruptures, dédoublements et influences. Il n'était pas seulement un véhicule passif, mais une entité modelable, capable d'interagir avec le plan spirituel et, dans certaines circonstances, de se comporter comme un être semi-autonome.

C'est à ce point que la conception théosophique s'aligne sur la notion du clone astral. Lorsque le linga sharîra se détache de manière instable ou demeure sur le plan astral après des expériences intense — comme des traumatismes, des états de transe, ou des pratiques spirituelles mal dirigées —, il peut cristalliser une partie de l'essence de l'individu. Cette cristallisation, alimentée par des résidus émotionnels et mentaux, commence à agir comme un reflet animé : le clone. La différence entre ce phénomène et une simple forme-pensée réside dans la densité vibratoire et la complexité interne de l'entité créée. Un clone astral, selon la perspective théosophique, n'est pas seulement une pensée extériorisée, mais un fragment vitalisé de l'être lui-même, avec mémoire, émotion et, parfois, des rudiments de conscience.

Annie Besant et Charles Leadbeater, continuateurs de l'œuvre de Blavatsky, ont affiné la compréhension des corps subtils. Pour eux, le corps astral était le véhicule des émotions, tandis que le mental inférieur traitait les pensées concrètes et le mental supérieur se liait à l'esprit abstrait et aux intuitions supérieures. Cette distinction a permis de cartographier avec précision les différentes formes de duplication énergétique. Par exemple : un clone généré par une émotion intense, comme la haine ou la peur, aurait tendance à se former dans le corps astral ; tandis qu'un clone formé par une obsession ou un désir continu pourrait émerger à partir du corps mental inférieur. Dans les deux cas, le risque était le même : créer un être qui non seulement s'éloignait de la conscience centrale, mais qui commençait à l'influencer activement.

Selon la vision théosophique, l'univers est imprégné d'une substance plastique appelée "éther astral", qui sert de base à la manifestation des formes et des pensées. C'est dans cet éther que les créations mentales et émotionnelles se condensent. Lorsqu'une émotion est nourrie avec constance et s'allie à une image mentale puissante, elle se cristallise dans ce champ, acquérant forme, mouvement et même une certaine durabilité. Les formes-pensées ainsi générées peuvent être simples — comme des flèches de colère ou des sphères d'affection —, ou complexes, comme de véritables entités.

Les théosophes décrivent ces êtres comme des "coques astrales", des "élémentaux artificiels" ou même des "égrégores", selon l'origine et la nature de l'impulsion qui les a générés. C'est précisément dans cette gradation que se trouve le clone astral. Il est une forme-pensée complexe, mais avec une particularité : il ne naît pas seulement d'un désir ou d'une émotion spécifique, mais d'une portion entière de la psyché projetée sur le plan subtil. C'est comme si une partie de l'être, chargée d'intention, de mémoire et de schéma émotionnel, se détachait du tout et acquérait une existence propre. Cela explique pourquoi le clone présente souvent les mêmes traits, la même voix et les mêmes manières que le créateur — il est, en fait, une copie partielle, animée par les forces qui lui ont donné naissance.

De plus, la Théosophie reconnaît l'existence d'entités appelées "larves astrales" — formes dégénérées qui s'accrochent aux émotions humaines pour se nourrir. Bien qu'elles ne soient pas des clones à proprement parler, ces larves peuvent parasiter le clone, le renforçant et le rendant plus hostile ou résistant à la dissolution. Cela se produit parce que le clone, étant une entité vibratoire, est vulnérable à la symbiose avec d'autres êtres de l'astral inférieur. Un tel accouplement le rend encore plus dangereux, car il commence à agir non seulement comme reflet du créateur, mais aussi comme instrument de forces extérieures qui profitent de la brèche énergétique ouverte.

La vision théosophique met également en garde contre les dangers de travailler avec des pratiques ésotériques sans préparation intérieure. L'usage inapproprié de mantras, visualisations, évocations ou projections peut, par inadvertance, générer des duplicatas énergétiques. Dans de nombreux cas, l'étudiant spirituel mal orienté crée un reflet de lui-même sur les plans subtils qui, au lieu d'aider à la croissance, commence à interférer dans le quotidien avec des perturbations émotionnelles, des blocages mentaux et une confusion spirituelle. La personne se sent divisée, épuisée, comme si elle était constamment drainée par quelque chose d'invisible. Et elle l'est — par elle-même, sous forme dupliquée.

Il y a aussi, dans la Théosophie, le concept d'"élémentaux mentaux" — formes générées par l'esprit collectif de l'humanité. Lorsqu'un schéma est partagé par de nombreuses personnes — comme la peur, la culpabilité, le désir de pouvoir —, ces émotions prennent vie propre sur le plan astral, devenant des entités semi-intelligentes. Dans des cas extrêmes, ces forces collectives peuvent fusionner avec un clone astral individuel, formant un hybride très influent. Le résultat est un être avec une motivation personnelle (provenant du créateur) et une force collective (provenant de l'égrégore associé), capable d'agir avec une grande puissance dans le champ spirituel.

Cependant, la Théosophie ne se limite pas à décrire le problème. Elle indique des chemins de solution. Pour dissoudre un clone astral, il faut agir sur trois niveaux : premièrement, cesser le flux d'énergie qui l'alimente, en interrompant les pensées et émotions associées ; deuxièmement, élever la vibration générale du champ énergétique, par des pratiques de purification, d'étude, de prière et de service altruiste ; et troisièmement, réintégrer la partie dissociée, par la connaissance de soi et la transmutation des causes qui ont originé le dédoublement. Cette triade — interruption, élévation et réintégration — est au cœur de la guérison théosophique.

Le rôle de la volonté est également central. Les théosophes enseignent que la volonté est l'outil le plus puissant de l'âme. Lorsqu'elle est dirigée avec clarté et compassion, elle est capable de réabsorber toute forme projetée, aussi complexe soit-elle. C'est pourquoi il ne suffit pas de désirer la fin du clone astral — il faut le comprendre, l'accepter comme partie du processus évolutif, et alors, avec fermeté et amour, commander sa dissolution ou sa réintégration.

Un autre aspect important est le rôle des Maîtres de Sagesse. Dans la Théosophie, on croit que des êtres spirituellement avancés — les Mahatmas — accompagnent et instruisent les disciples sincères. Souvent, la dissolution d'un clone astral n'est possible qu'avec l'assistance de ces mentors, qui opèrent sur les plans supérieurs et aident à recalibrer le champ énergétique du disciple. La prière sincère, l'étude continue et le service désintéressé sont des moyens de se connecter à ces intelligences et de recevoir leur aide silencieuse, mais puissante.

De cette manière, le clone astral, dans la vision théosophique, cesse d'être un accident obscur pour devenir un jalon dans le voyage évolutif. Il signale qu'il y a eu fragmentation, mais offre aussi la chance de guérison. Il est ombre, certes, mais aussi invitation à la lumière. Son existence est un rappel que nous sommes co-créateurs sur tous les plans, et que même nos erreurs peuvent devenir des portails de sagesse — si nous les regardons avec courage et savons, enfin, cheminer vers l'intégration.

Chapitre 6
Magie du Chaos

La Magie du Chaos se présente comme un champ opératoire où la liberté créative du magicien prime sur les dogmes, les traditions ou les limitations héritées. Avec une approche pragmatique et déconstruite, elle établit une structure flexible où le pouvoir personnel est le principal levier de transformation de la réalité. Au lieu de dépendre de systèmes symboliques fixes, la pratique se développe par l'expérimentation directe, l'adaptation rituelle et la manipulation intentionnelle de symboles, d'émotions et d'archétypes.

Dans ce contexte, le magicien endosse le rôle d'architecte de sa propre expérience mystique, redessinant ses croyances selon les exigences de chaque opération magique. L'absence d'une doctrine fermée confère à la Magie du Chaos une vitalité unique : en elle, il n'y a pas de séparation entre le sujet et l'objet de la magie — tous deux fusionnent dans un champ dynamique de possibilités où la volonté se manifeste de manière plastique et réactive. La création délibérée d'entités sur le plan astral, comme les dénommés serviteurs, naît de la prémisse que tout est modelable dès lors qu'il est chargé d'intention et d'énergie.

Le processus implique l'extériorisation consciente de fragments de la psyché individuelle qui, en étant organisés par des symboles, des noms, des formes et des buts, commencent à agir comme des agents semi-autonomes dans le champ subtil. Cette pratique, profondément introspective et hautement personnalisée, amène l'opérateur à confronter des aspects latents de lui-même tout en projetant ces portions à l'extérieur, sous forme symbolique. Cette extériorisation, cependant, ne se produit pas de manière aléatoire : elle exige concentration mentale, clarté émotionnelle et maîtrise symbolique, car toute instabilité dans l'intention peut entraîner des constructions déséquilibrées ou incontrôlées. Ainsi, le magicien doit développer une sensibilité affinée pour reconnaître jusqu'à quel point il opère avec contrôle et quand il commence à être opéré par ce qu'il a créé.

En permettant la manipulation consciente d'entités astrales, la Magie du Chaos ouvre grand un univers d'action où le clone astral cesse d'être une manifestation accidentelle ou inconsciente pour acquérir le statut d'outil stratégique. Cette transition de l'inconscient au délibéré redéfinit le rôle du praticien : il n'est plus un sujet passif d'expériences psychiques spontanées, mais un ingénieur de l'invisible. À travers des techniques telles que l'utilisation de sigils, les gestes rituels, les visualisations et les méditations dirigées, l'opérateur construit, active et soutient ces fragments avec des objectifs définis — que ce soit pour la protection, la communication interdimensionnelle ou l'expansion de la conscience. La responsabilité devient donc proportionnelle au degré de liberté offert par cette forme magique. Créer des clones astraux ou des serviteurs n'est pas seulement un acte de projection énergétique, mais une incursion profonde dans la cartographie de l'âme, où le magicien doit constamment se reconnaître dans ses créations pour ne pas s'y perdre.

Contrairement aux manifestations spontanées décrites dans les traditions plus anciennes, la Magie du Chaos propose la génération intentionnelle de duplicatas énergétiques. Le praticien façonne, avec précision symbolique et émotionnelle, une portion de sa propre psyché, y imprime un but et la lance sur le plan astral comme une entité active. Cette entité, appelée servitor (ou serviteur), peut être programmée pour des tâches spécifiques : protection, attraction d'opportunités, espionnage spirituel ou même sabotage d'ennemis cachés. Le serviteur est, par définition, un fragment de la conscience du magicien, animé par la volonté et alimenté par l'énergie vitale. Il est donc un type de clone astral, créé avec méthode et intention.

Phil Hine, l'un des principaux vulgarisateurs de la Magie du Chaos contemporaine, décrit ce processus avec une clarté presque scientifique. Selon lui, tout serviteur est une représentation symbolique d'un besoin ou d'une fonction. Le magicien, en créant un symbole, un nom et une identité pour ce fragment, lui confère une existence psychique sur le plan subtil. Ensuite, à travers des rituels personnalisés — qui peuvent inclure méditation, visualisation, gestes, sigils et mantras —, le praticien infuse de l'énergie dans le construit, l'activant comme un être semi-autonome. Cette création commence à habiter le champ astral de l'opérateur, mais avec une certaine liberté d'action, tant qu'elle obéit aux directives initialement programmées.

Le parallèle avec le clone astral est inévitable. Tous deux sont des duplicatas énergétiques de parties de la psyché originelle. La différence réside dans le degré de conscience du processus. Alors que le clone astral surgit fréquemment de manière inconsciente, fruit de traumatismes ou de schémas émotionnels denses échappant au contrôle rationnel, le serviteur de la Magie du Chaos est créé en pleine connaissance et intention. Cependant, cela ne le rend pas exempt de risques. De nombreux praticiens rapportent que leurs serviteurs, une fois créés, ont commencé à agir au-delà des fonctions désignées, développant des schémas propres, devenant obsessionnels, agressifs ou simplement trop autonomes. Dans d'autres cas, d'anciens serviteurs ont refusé d'être défaits après l'accomplissement de leurs tâches, exigeant des cérémonies spécifiques de clôture ou étant "absorbés de force" par le champ énergétique du magicien.

Cela nous conduit à un point crucial : toute création psychique, lorsqu'elle est alimentée avec intensité, tend à développer une impulsion de préservation. Le clone astral, né de la peur ou de la douleur, cherche à continuer d'exister. Le serviteur, façonné pour agir comme un outil, peut finir par croire que son existence est nécessaire. La frontière entre serviteur et clone astral devient ainsi ténue. Il suffit que l'opérateur perde le contrôle de sa création, qu'il cesse de l'alimenter consciemment mais maintienne encore des liens émotionnels ou mentaux avec elle, pour que le serviteur échappe à son emprise et se transforme en clone — un reflet de lui-même, désormais indompté.

Il existe des cas documentés dans des groupes d'occultistes contemporains où des serviteurs créés pour la protection personnelle ont commencé à se manifester de manière hostile à toute forme de critique, attirant discordes, ruptures et événements négatifs. En enquêtant sur ces occurrences, on s'est rendu compte que les serviteurs avaient absorbé des traits refoulés d'arrogance, d'insécurité ou de colère du créateur lui-même. Comme de bons clones, ils n'exécutaient pas seulement des ordres, mais amplifiaient aussi ce qui était latent dans la psyché de leur créateur. La création, comme toujours, reflétait le créateur — y compris dans ses aspects les plus inconscients.

Ce phénomène renforce le principe fondamental de la Magie du Chaos : l'univers est modelable par la conscience, mais celle-ci doit être observée avec responsabilité. En manipulant des symboles, des archétypes et des fragments de sa propre âme, le magicien joue avec un feu subtil. Il peut créer des merveilles, mais aussi des monstres. Et beaucoup des monstres qui poursuivent les opérateurs modernes ne sont pas externes — ce sont leurs propres reflets astraux, énergisés et libérés au nom du pouvoir personnel.

Il existe une technique particulièrement révélatrice au sein de la Magie du Chaos appelée *splitting*, qui consiste à séparer consciemment une partie de la psyché — comme une émotion spécifique, une compétence, un archétype intérieur — et à l'extérioriser sous la forme d'une entité. En la nommant, la dessinant, la visualisant et lui attribuant des commandes, le praticien la transforme en un agent extériorisé. C'est à ce moment que le clone astral cesse d'être une simple conséquence pour devenir une ressource — dangereuse, mais puissante. Un opérateur habile peut utiliser le clone comme un explorateur du plan astral, comme une défense psychique contre les attaques, ou même comme un double dans les pratiques de bilocation.

Mais il y a un prix. Tout clone créé exige une maintenance. Il a besoin d'énergie, de concentration et de délimitation. Si ces conditions ne sont pas maintenues, il devient instable. Il peut commencer à agir par impulsion, se nourrissant directement du champ énergétique du créateur, comme un parasite sophistiqué. Il peut interférer dans les rêves, les relations, la santé. Il peut, en dernière instance, vouloir prendre la place de l'original — non par méchanceté, mais par pure logique énergétique : l'espace vital doit être rempli, et si le créateur est fragmenté ou affaibli, le clone prend le commandement.

La dissolution d'un clone astral généré via la Magie du Chaos suit des principes similaires à ceux de sa création. L'opérateur doit d'abord révoquer sa programmation, remercier pour la fonction accomplie (le cas échéant) et réaliser un rituel de réabsorption ou de combustion symbolique. Cela peut impliquer la destruction de symboles, sigils ou représentations du clone, avec l'intention claire de le démanteler et de le transmuter. Certaines écoles recommandent l'utilisation de bougies violettes (couleur de la transmutation), de cristaux spécifiques (comme l'améthyste ou l'obsidienne) et de bains de sel pour rompre définitivement le lien énergétique.

Une autre voie est la réintégration compatissante. Au lieu de détruire le clone, le magicien peut le rappeler à lui, le visualisant comme un aspect blessé ou dissocié de lui-même. Il l'accueille, lui pardonne, l'intègre. Dans ce processus, des visions symboliques, d'intenses décharges émotionnelles et des changements dans le schéma mental de l'opérateur se produisent souvent. C'est une forme avancée d'autothérapie magique, où le clone cesse d'être une entité séparée pour retourner à sa source originelle.

En dernière analyse, la Magie du Chaos nous offre non seulement des outils pour comprendre le clone astral, mais aussi des instruments pour le créer, le contrôler et le dissoudre. Elle ne moralise pas le processus — elle se contente de le décrire et de l'opérer. Mais sa liberté radicale exige une responsabilité radicale. Créer un clone peut être un acte de pouvoir, mais aussi une invitation à la ruine si cela est fait sans connaissance de soi. Tout opérateur doit se souvenir : ce que vous créez dans l'astral, vous le créez aussi en vous. Le clone astral est un miroir, une réponse, un avertissement. Il est, en essence, une forme de votre propre conscience réclamant l'intégration. Et si le chaos est l'origine de toute création, qu'il soit aussi le terrain fertile pour la réconciliation entre ce que vous êtes et ce que vous projetez. Parce qu'à la fin, tout magicien est aussi son propre apprenti — et tout clone, son reflet le plus sincère.

Chapitre 7
Perspective Chamanique

La cosmovision chamanique reconnaît l'existence de multiples plans simultanés où l'être humain se manifeste non comme une entité indivisible, mais comme un ensemble dynamique de parties interconnectées qui peuvent se déplacer, tomber malades ou se perdre. Dans cette compréhension holistique et ancestrale de la réalité, corps, esprit, âme et émotions forment un réseau énergétique qui interagit avec le monde invisible, les cycles naturels et les esprits. La pratique chamanique, fondée sur des millénaires d'observation et d'expérience directe avec le monde spirituel, traite ces dissociations internes comme des événements réels et concrets, qui demandent guérison, réintégration et reconnexion.

Il ne s'agit pas seulement de métaphores ou de symboles, mais de manifestations palpables dans le champ énergétique et spirituel de l'individu. C'est à travers cette perspective vivante et profondément expérientielle que le phénomène du clone astral s'insère comme une expression de l'âme fragmentée — une réalité que les chamans reconnaissent, affrontent et transforment. Au cours de leurs voyages visionnaires, facilités par des chants, des battements de tambour, des plantes sacrées et des états élargis de conscience, le chaman agit comme médiateur entre les mondes.

Il détecte les déséquilibres énergétiques non seulement dans le corps physique, mais aussi dans les champs subtils où résident mémoires émotionnelles, schémas ancestraux et fragments perdus de l'âme. La compréhension que les traumatismes, les chocs ou les expériences spirituelles intenses peuvent provoquer le détachement de parties de l'âme est centrale dans ce système. Et ces fragments, loin d'être de simples énergies inertes, portent des traits de la conscience de l'individu : émotions, désirs, peurs, intentions. Lorsqu'ils ne sont pas récupérés, ces morceaux de l'être peuvent se cristalliser sous des formes semi-autonomes dans les mondes spirituels, devenant de véritables échos vivants du traumatisme originel.

Ces formes, qui opèrent en parallèle de l'être incarné, sont identifiables comme des duplicatas spirituels — et c'est exactement à ce point que le concept de clone astral trouve une résonance avec les savoirs chamaniques. La sagesse ancestrale ne considère pas ces duplicatas comme des aberrations ou des erreurs, mais comme des expressions légitimes d'un processus d'autoprotection spirituelle qui, en se prolongeant, devient dysfonctionnel. Ainsi, le clone astral est compris comme un symptôme de la fragmentation et, en même temps, une carte pour la guérison.

Il pointe vers le lieu de la perte, de la rupture. Le travail chamanique cherche alors non seulement à éliminer ce reflet, mais à le réintégrer à la totalité de l'être. C'est une approche d'accueil, d'écoute et de reconnexion avec l'essence perdue. La pratique du recouvrement d'âme, essentielle dans ce processus, symbolise un retour à l'intégrité, où chaque partie de l'être retrouve sa place dans l'ensemble. Sous ce regard, le clone astral est plus qu'un phénomène énergétique — c'est un appel de l'âme pour que l'être humain revienne à lui-même, guéri, complet et en communion avec le tout.

La spiritualité chamanique ne reconnaît pas de frontières rigides entre corps, esprit et âme. Tout est énergie en flux. Et toute énergie peut se déplacer. Lorsqu'un individu subit un choc émotionnel, un traumatisme physique ou un événement spirituel accablant, il est courant, selon cette vision, qu'une partie de son âme se détache comme forme d'autoprotection. Cette partie fragmentée, mue par l'instinct de survie, s'isole dans une dimension spirituelle quelconque, attendant le moment où elle sera cherchée, reconnue et réintégrée.

Cette perte partielle de l'âme est connue sous le nom de *soul loss*, ou perte d'âme, et figure parmi les concepts les plus centraux de la médecine spirituelle chamanique. Ce que l'Occident appelle dépression profonde, sensation de vide existentiel, apathie extrême ou comportement autodestructeur, le chamanisme l'interprète comme le signe sans équivoque que quelque chose s'est perdu. La personne a cessé d'être entière. Elle vit avec seulement une partie de son énergie vitale.

Et le plus effrayant : cette partie qui s'est fragmentée peut acquérir une vie propre. Elle ne disparaît pas — elle persiste, en état de suspension, vivant avec une conscience limitée quelque part sur le plan astral. En faisant cela, elle devient quelque chose de très semblable à ce que nous appelons dans cette étude un clone astral : une duplicata spirituelle, semi-autonome, générée à partir d'un traumatisme et soutenue par un lien invisible avec son créateur.

Ce fragment peut prendre des formes symboliques dans les mondes spirituels explorés par le chaman. Parfois, il apparaît comme un enfant effrayé, enfermé dans une grotte. Dans d'autres cas, comme un animal blessé, un objet brisé ou même une ombre qui fuit le contact. Ces images sont des représentations archétypales de ce que vit la partie dissociée. Pour le chaman, ces fragments ont des émotions, des mémoires et une volonté propre. Ils peuvent résister au retour, par peur de revivre la douleur originelle. Et quand cela arrive, ils deviennent des doubles spirituels — des parties du soi originel qui marchent seules, errant dans les mondes invisibles, affectant subtilement l'individu incarné, qui en ressent les effets sans en connaître l'origine.

Dans certaines traditions chamaniques d'Amérique du Sud, comme chez les peuples d'Amazonie, on croit que ces parties perdues de l'âme peuvent être capturées par des entités de la forêt ou par des esprits sombres. Ces êtres profitent de la fragilité vibratoire du fragment et l'emprisonnent, utilisant son énergie comme nourriture ou outil. Ainsi, le clone astral, qui était déjà un morceau de l'être lui-même, passe sous la manipulation d'intelligences externes. Le lien avec l'original est maintenu, mais l'influence devient perverse : l'individu commence à ressentir des angoisses, des cauchemars, des maladies énergétiques et des blocages existentiels qui semblent sans cause. Il est affecté à distance par sa propre ombre, servant désormais un autre maître.

Le chamanisme offre des voies pour y faire face. La plus puissante et transformatrice est le rituel dit de *recouvrement d'âme*. Dans celui-ci, le chaman entre en transe — généralement induite par le son rythmique du tambour, du maraca ou de la voix — et voyage dans les royaumes spirituels à la recherche des fragments perdus du patient. Ce voyage peut durer quelques minutes ou des heures, et n'est pas exempt de dangers spirituels. Souvent, le chaman doit affronter des gardiens symboliques, franchir des obstacles archétypaux et convaincre le fragment de revenir. Quand il le trouve, il l'accueille, le guérit par des souffles, des chants et des intentions, et le ramène dans le corps de la personne, généralement en le soufflant dans son cœur, sa tête ou son plexus solaire.

L'expérience du recouvrement d'âme est profondément transformatrice. De nombreux patients rapportent des sensations de reconnexion, de paix, des larmes sans motif, des rêves vifs avec des parties d'eux-mêmes revenant. Avec le temps, ils retrouvent énergie, clarté et but. En termes du phénomène que nous étudions, le clone astral issu d'un traumatisme est dissous par la réintégration : il cesse d'être une entité à part car il retourne à la totalité de l'être.

Cependant, il existe un autre type de duplication spirituelle reconnu dans les pratiques chamaniques — celui qui ne naît pas d'un traumatisme, mais de la volonté du chaman. Dans de nombreuses cultures, on croit que le sorcier ou chaman expérimenté est capable de créer et d'envoyer son "nagual", ou double spirituel, pour agir à distance. Cette duplicata peut prendre des formes humaines, animales ou même élémentaires. Elle est utilisée pour les guérisons, la protection, les investigations spirituelles ou, dans des cas sombres, pour les attaques et les sortilèges. Ici, nous avons un parallèle direct avec la création intentionnelle de clones astraux tels que décrits dans la Magie du Chaos. La différence est que, dans le chamanisme, ce processus est ancestral, symbolique et profondément ritualisé.

En créant son nagual, le chaman imprime une partie de son âme dans une forme symbolique, alimentée par l'énergie vitale et des objectifs clairs. Ce double, cependant, reste lié à lui. Son existence dépend du lien et de la maintenance rituelle. S'il n'est pas réabsorbé ou dissous après usage, il peut s'échapper, errer, se corrompre. Certains récits anciens parlent de chamans devenus fous après avoir perdu le contrôle de leurs doubles, qui ont commencé à agir de leur propre chef, créant le chaos dans les mondes invisibles et sur les plans terrestres. Dans ces cas, ce qui était un outil sacré devient un clone astral incontrôlé — une copie spirituelle sans commandement, influencée par des forces non humaines et dangereusement libre.

Les traditions chamaniques mettent donc en garde contre les risques du dédoublement irresponsable. L'âme humaine, bien que multiple par nature, est délicate dans son intégrité. Chaque fragment qui s'éloigne représente non seulement une perte d'énergie, mais aussi de mémoire, de volonté et de protection. La fragmentation excessive peut laisser l'être vulnérable aux obsesseurs, aux maladies, à la malchance et à la désorientation existentielle. Le clone astral, comme reflet de cette fragmentation, est à la fois symptôme et agent de désaccord. Il clame son retour, mais peut y résister. Il cherche son foyer, mais peut déjà avoir été séduit par d'autres forces. Le travail du chaman est de le reconduire, avec sagesse, force et amour.

Il est notable que beaucoup des récits de possession, bilocation, apparitions spectrales et états altérés de conscience décrits dans des contextes chamaniques coïncident avec les phénomènes étudiés dans les écoles ésotériques modernes sous le nom de "duplication astrale". Le langage change, le symbole varie, mais le cœur de l'expérience demeure : l'être humain peut se dédoubler, se fragmenter et même se dupliquer énergétiquement. Et lorsque cela se produit involontairement, le résultat peut être une entité semi-autonome — le clone astral — qui interfère subtilement dans la vie de son créateur, même si celui-ci ignore son existence.

La réponse chamanique à cela est simple, mais profonde : retour au centre. Réintégration. Reconnexion avec la Terre, avec les ancêtres, avec les rythmes naturels. Le chaman ne voit pas le clone comme un ennemi, mais comme un appel. Un avertissement que quelque chose n'est pas à sa place. Et sa guérison ne se fait pas par des expulsions violentes ou des dogmes, mais par l'écoute, les danses, les rêves et l'humilité face au Mystère. Le clone astral, sous l'optique chamanique, est plus qu'un phénomène — c'est un maître déguisé. Il montre où l'être s'est perdu. Et sa dissolution n'est pas une fin, mais une renaissance : le retour du fragment au tout, de l'exilé au foyer, de la douleur à l'intégrité. Et le tambour continue de résonner, guidant le chemin du retour à la maison.

Chapitre 8
Vision Spirite

La Doctrine Spirite offre une interprétation complète et sensible des dynamiques invisibles qui régissent l'interaction entre l'esprit incarné et les multiples manifestations du plan spirituel. Fondée sur les enseignements transmis par des esprits supérieurs et organisés par Allan Kardec, cette vision comprend l'être humain comme un esprit éternel en processus continu d'évolution, temporairement revêtu d'un corps physique et d'une enveloppe semi-matérielle appelée périsprit. Celui-ci, à son tour, agit comme un lien entre les plans dense et subtil, fonctionnant comme moule énergétique du corps charnel et, en même temps, comme véhicule d'expression de l'individualité spirituelle dans les états de dédoublement, sommeil, désincarnation ou perturbation.

Dans ce champ de possibilités, l'existence de duplications spirituelles, ou fragmentations périsprituales, est reconnue comme un phénomène légitime — bien qu'inhabituel et complexe — qui peut être compris à la lumière des principes spirites comme une conséquence de déséquilibres émotionnels, d'influences obsessives ou de conditions karmiques spécifiques. La malléabilité du périsprit, sa sensibilité aux vibrations mentales et sa capacité à se projeter sur de multiples niveaux dimensionnels le rendent susceptible aux dédoublements involontaires ou aux fragmentations accidentelles. Lorsque d'intenses chocs émotionnels, des traumatismes spirituels ou des schémas prolongés de négativité mentale surviennent, certaines portions du périsprit peuvent se détacher partiellement de la structure intégrale, prenant des formes autonomes ou semi-autonomes sur le plan spirituel.

Ces formes, imprégnées de contenu psychique dense — comme la rancœur, la colère, la peur ou le désir de vengeance — commencent à agir comme des entités conscientes ou semi-conscientes, se manifestant souvent avec l'apparence, la voix et la personnalité similaires à celles de leur créateur. À ces manifestations, la littérature spiritualiste contemporaine a associé le terme de clone astral, les comprenant comme des dérivations de l'être lui-même, maintenues activement par des liens fluidiques, des mémoires émotionnelles non résolues et, dans de nombreux cas, exploitées par des intelligences spirituelles inférieures.

Le Spiritisme, en analysant ce type d'occurrence, ne le classe pas comme une anomalie extérieure ou une attaque isolée, mais comme un reflet amplifié de l'état intérieur de l'esprit incarné. L'obsession, dans sa forme la plus complexe, implique souvent des structures subtiles qui dépassent la simple liaison entre obsesseur et obsédé : elles incluent des duplications périspritales façonnées à partir du propre champ vibratoire de la victime. Ces formes-pensées matérialisées, dotées d'une relative autonomie, peuvent agir comme des instruments de domination spirituelle, d'interférence mentale et d'usure énergétique.

Cependant, l'approche spirite souligne que de telles manifestations ne sont ni définitives ni invincibles. Elles représentent, avant tout, une opportunité d'apprentissage, de rééquilibrage moral et de libération. La guérison spirituelle se produit par l'élévation de la fréquence mentale, le renouvellement intime et la pratique constante du bien. Ainsi, même face au phénomène du clone astral, la Doctrine Spirite réaffirme sa conviction fondamentale : l'esprit humain est toujours maître de son destin et détenteur du pouvoir de se régénérer par l'amour, la conscience et la réforme intérieure.

Allan Kardec, codificateur du Spiritisme, en organisant les fondements de la doctrine sur la base des communications d'esprits supérieurs, n'a pas directement utilisé l'expression "clone astral". Cependant, les principes qu'il a établis permettent de comprendre la possibilité de duplications spirituelles ou de dédoublements du périsprit — l'enveloppe semi-matérielle qui lie l'esprit au corps physique. Ce périsprit, étant malléable et susceptible aux émanations mentales et émotionnelles de l'individu, peut, sous certaines conditions, être manipulé ou fragmenté. Ainsi, le phénomène du clone astral peut être interprété comme une forme dégénérée de dédoublement ou comme un artefact résultant d'obsessions profondes.

Le périsprit, selon la Doctrine Spirite, est l'intermédiaire entre l'esprit et la matière. Il sert de moule pour le corps physique, mais aussi de véhicule d'expression de l'esprit lorsque celui-ci est désincarné ou dédoublé. Pendant le sommeil, par exemple, il est courant que l'esprit s'éloigne partiellement du corps physique, restant lié par un lien fluidique connu sous le nom de cordon d'argent. Dans cette condition, il peut agir dans le monde spirituel, rencontrer d'autres esprits, recevoir des instructions ou même participer à des activités de secours. Cependant, dans certains cas, en raison de traumatismes, de perturbations ou d'attaques spirituelles, ce dédoublement peut générer des formes semi-indépendantes — des duplicatas qui restent activées même après le retour partiel de l'esprit au corps physique.

C'est ici que la recherche spiritualiste moderne, notamment dans le domaine de l'apométrie et de la médiumnité de désinfection, commence à éclairer les clones astraux. Dans les centres spirites et spiritualistes brésiliens, de nombreux médiums rapportent des cas d'obsession où l'entité manifestante n'est pas proprement un esprit désincarné, mais une forme extraite du périsprit même de la victime. Cette forme a l'apparence, la voix et même les manières de la personne, mais agit contre elle. C'est comme si un fragment du moi avait été kidnappé, programmé et transformé en une marionnette spirituelle, utilisée par des obsesseurs ou des mages noirs pour influencer la vie de la victime de manière subtile et continue.

Dans le livre "Senhores da Escuridão" (Seigneurs des Ténèbres), d'auteur médiumnique, est décrite une opération réalisée par des esprits obsesseurs hautement spécialisés, qui extraient des portions du corps astral de leurs victimes pendant le sommeil ou les états de perturbation. Ces portions sont façonnées en duplicatas astrales — de véritables clones — qui sont maintenues dans des laboratoires spirituels sombres. Là, ces clones sont hypnotisés, conditionnés et, ensuite, reconnectés à l'esprit de l'incarné par une connexion fluidique. Le résultat est dévastateur : l'individu commence à avoir des pensées qui ne sont pas les siennes, des sentiments déformés, des rêves inquiétants et, souvent, des maladies qui défient le diagnostic médical.

Ce type d'obsession est connu sous le nom de subjugation complexe. Elle n'implique pas seulement la présence d'un esprit perturbateur, mais toute une ingénierie fluidique qui transforme des parties de l'être même de la victime en instruments de sa prison spirituelle. Le clone astral, dans ce contexte, est un lien entre l'obsesseur et l'obsédé — un pont d'interférence, un cheval de Troie psychique qui opère à l'intérieur de la structure énergétique de la personne, sabotant sa volonté, drainant sa vitalité et perturbant sa paix.

L'apométrie, technique développée par José Lacerda de Azevedo, et perfectionnée par la suite par divers groupes spiritualistes, s'est montrée particulièrement efficace dans l'identification et le traitement de ces cas. Par le dédoublement conscient des médiums et l'utilisation de commandes verbales spécifiques, les facilitateurs parviennent à localiser les clones astraux, identifier leurs liens et promouvoir leur dissolution ou réintégration. Dans de nombreux récits, les clones se montrent confus, avec l'apparence de zombies ou d'automates spirituels, sans pleine conscience de leur origine. Lorsqu'ils comprennent qu'ils sont des fragments de la personne et non des esprits indépendants, ils entrent en effondrement énergétique et sont réabsorbés ou désintégrés, selon le cas.

Dans les centres spirites traditionnels, le traitement des obsessions profondes implique des passes magnétiques, des prières, l'évangile à la maison, l'harmonisation mentale et l'accompagnement continu de la victime. Bien que le langage soit plus symbolique et moins technique qu'en apométrie, les effets sont similaires : avec le temps, le champ énergétique de la personne se nettoie, les connexions fluidiques nuisibles s'affaiblissent et l'influence du clone astral, s'il existe, est réduite jusqu'à disparaître.

Il est important de souligner que, dans la vision spirite, l'existence d'un clone astral n'est pas une condamnation. Elle est vue comme la conséquence d'un déséquilibre spirituel antérieur, souvent lié à des pensées négatives récurrentes, des émotions incontrôlées ou des dettes karmiques. C'est pourquoi le traitement n'est jamais seulement énergétique ou médiumnique — il est moral. L'individu est orienté à changer ses habitudes mentales, élever ses pensées, cultiver la prière, la charité et l'étude. C'est seulement ainsi que la racine du problème est traitée, et non seulement ses effets.

Il existe également des enregistrements de manifestations spontanées de ces clones astraux lors de séances médiumniques. Certaines entités qui se présentent comme des "esprits obsesseurs" sont, en réalité, des formes-pensées animées, créées par l'incarné lui-même. Ces formes, en se manifestant par la médiumnité, révèlent leurs origines : ce sont des copies de colère, d'envie, de peur ou de désir de vengeance, lancées au fil des ans et alimentées inconsciemment. Elles se présentent avec une apparence humaine, parlent, pleurent, se plaignent, mais leur essence est énergétique, non spirituelle. Le médium les perçoit clairement, et les doctrinaires doivent appliquer des techniques spécifiques pour dissoudre le lien, démagnétiser la forme et restituer l'harmonie au champ de la personne.

Il y a un point de profonde sagesse dans la manière dont le Spiritisme aborde ces manifestations. Kardec a toujours enseigné que les esprits — et, par extension, toute forme de vie sur le plan subtil — sont des êtres en évolution. Cela inclut donc les fragments de l'âme humaine qui, par désajustement ou interférence, prennent une vie temporaire. Le clone astral, aussi problématique soit-il, fait partie du processus évolutif de l'être. Il est la matérialisation de ce qui a été rejeté, caché ou déséquilibré. Sa dissolution ne doit pas être faite avec haine ou peur, mais avec lumière, compréhension et amour.

Le Spiritisme enseigne également qu'aucune influence spirituelle ne se maintient sans la permission — même inconsciente — de l'incarné. Le clone astral, par conséquent, n'est pas une entité envahissante, mais une création co-autorisée. Cela implique responsabilité et liberté : si nous avons été capables de créer, nous pouvons aussi défaire. Si nous nous sommes fragmentés, nous pouvons aussi nous réunir. Et c'est peut-être là le plus grand enseignement de la Doctrine Spirite sur le sujet : l'être humain est co-créateur de son destin, sur tous les plans. Et même les ombres qui surgissent sur le chemin sont des invitations à la croissance, à la lumière et à la réconciliation avec soi-même.

Le clone astral, alors, n'est pas un ennemi, mais un miroir. Il montre ce qui doit encore être guéri, ce qui saigne encore dans l'âme. Et en l'affrontant, avec sérénité et foi, nous pouvons enfin trouver le chemin du retour à l'intégrité spirituelle — pas à pas, prière après prière, lumière après lumière.

Chapitre 9
Formes de Pensée

La réalité subtile qui imprègne l'univers mental et émotionnel humain est composée d'une vaste étendue de formes façonnées par l'esprit, les émotions et la volonté. Chaque pensée, en étant générée, se projette comme une impulsion énergétique qui résonne sur le plan astral, emportant avec elle l'essence vibratoire de son origine. Lorsque cette émission est occasionnelle ou faible, elle se dissipe rapidement, comme une brise dans le vent. Cependant, lorsque la pensée est chargée d'émotion intense, répétée fréquemment et soutenue par des images mentales vives, elle gagne en densité et en forme, se cristallisant comme une entité vibratoire active — la forme-pensée.

Celle-ci devient non seulement un reflet symbolique de son créateur, mais un agent avec une certaine autonomie énergétique, capable d'interférer dans le champ émotionnel, mental et spirituel de l'individu ou de ceux à qui elle est dirigée. C'est dans ce processus créatif inconscient et continu que se trouve l'origine de ce qui, plus tard, peut être reconnu comme un clone astral. La genèse du clone astral est enracinée dans la répétition et l'intensité émotionnelle.

Différent des formes-pensées plus simples, qui représentent seulement des idées passagères ou des émotions ponctuelles, le clone astral est une entité façonnée à partir de contenus internes profondément enracinés et récurrents. Il est le résultat d'une accumulation symbolique prolongée — une image psychique qui, en étant alimentée par des schémas émotionnels persistants, acquiert une complexité structurelle. Il s'agit d'une configuration énergétique sophistiquée, contenant des fragments de la mémoire, de l'identité, des motivations et même de l'image de soi du créateur.

En atteignant ce niveau de cohésion, la forme-pensée cesse d'être une simple projection et se transforme en un reflet autonome : une duplicata spirituelle symbiotique, qui interagit avec la réalité astrale et, dans de nombreux cas, agit comme une extension dissociée de l'être lui-même. Ce phénomène se manifeste plus fréquemment chez les individus qui, pour diverses raisons — traumatismes, répressions, désirs intenses ou conflits internes prolongés —, finissent par projeter des parties de leur psyché hors du champ conscient. L'esprit, ne parvenant pas à intégrer certains contenus, cherche à les soulager par l'extériorisation symbolique, créant des formes qui, au fil du temps, deviennent indépendantes.

Ainsi, la forme-pensée évolue vers un clone astral, portant non seulement l'émotion originelle, mais aussi le désir de continuité et de préservation. Cette création n'est pas nécessairement maligne. Elle est plutôt une réponse psychique à un effondrement interne, une tentative inconsciente de maintenir la cohésion par la fragmentation. Comprendre cette dynamique est fondamental pour aborder non seulement la dissolution de ces entités, mais aussi la nécessité de restructuration émotionnelle et psychique que leur existence dénonce.

La création de formes-pensées est un phénomène constant, bien qu'imperceptible pour la majorité. Toute pensée générée par un être humain porte en elle une vibration, une signature énergétique. Lorsque cette pensée est fugace ou superficielle, elle se dissipe presque instantanément. Mais lorsqu'elle est répétée, renforcée par une émotion intense — que ce soit l'amour, la peur, la colère, l'envie ou le désir — et soutenue par la concentration ou l'habitude, elle commence à se condenser sur le plan astral. La matière subtile, qui y est extrêmement plastique, se façonne selon le contenu symbolique et émotionnel de l'idée émise. Le résultat est une entité temporaire qui reste active tant qu'elle reçoit de l'énergie de son créateur.

Ces formes-pensées peuvent prendre une infinité d'apparences, selon leur contenu émotionnel et l'imaginaire de celui qui les a émises. Une pensée de protection peut se manifester comme un bouclier, un ange, une sphère lumineuse. Une pensée de haine peut prendre la forme d'un monstre, d'un couteau ou d'un animal féroce. Elles ont couleur, forme, mouvement et même une sorte d'intelligence instinctive rudimentaire. Certaines sont envoyées intentionnellement à d'autres personnes, comme dans les cas de magie mentale ou de vampirisme psychique. D'autres orbitent simplement autour du champ énergétique du créateur, l'influençant silencieusement avec les mêmes vibrations qui les ont générées.

La littérature ésotérique décrit des formes-pensées de divers niveaux de complexité. Il y a les plus simples, créées par des pensées ponctuelles et des émotions sporadiques. Ce sont comme des étincelles mentales qui s'éteignent rapidement. Il y a les intermédiaires, qui se forment par des habitudes mentales récurrentes — un schéma de critique, de peur ou de désir, par exemple — et qui demeurent dans le champ aurique de l'individu comme de véritables nuages vibratoires, affectant son humeur, sa santé et sa clarté mentale. Et il y a enfin les formes-pensées complexes : des entités créées à partir de sentiments intenses et prolongés, alliés à des images mentales vives et soutenus dans le temps.

C'est dans ce dernier groupe que s'insère le clone astral. Il est une forme-pensée d'une très haute complexité, un fragment condensé de la psyché elle-même, qui s'est cristallisé de manière si dense sur le plan astral qu'il a commencé à agir comme une copie spirituelle. Différent des formes-pensées communes, le clone porte non seulement une émotion ou une idée, mais un ensemble structuré de mémoires, de schémas, de comportements et d'images du créateur lui-même. Il est, pour ainsi dire, une entité symbiotique, née de la répétition, du désir et de la douleur, et soutenue par un lien énergétique qui se maintient tant que le schéma émotionnel originel n'est pas transformé.

Ce processus est particulièrement courant chez les personnes qui vivent des conflits internes profonds. Lorsqu'un aspect de la personnalité est refoulé — un désir, un souvenir, une émotion non acceptée —, il ne disparaît pas. Au contraire, il tend à se projeter à l'extérieur, cherchant un espace symbolique où exister. Si cet aspect est alimenté avec intensité, il prend forme. Et s'il est soutenu avec constance, cette forme s'autonomise. C'est ainsi que, sans le vouloir, beaucoup créent des clones astraux : en projetant hors d'eux-mêmes des parties de leur ombre psychique qu'ils ne supportent pas d'affronter.

Dans les traditions orientales, particulièrement dans le bouddhisme tibétain, il existe la notion de *tulpas* — des êtres formés par l'esprit humain avec une telle vigueur qu'ils acquièrent une existence propre. Ces construits mentaux peuvent être positifs ou négatifs, selon l'intention du créateur. Un pratiquant avancé peut créer une tulpa pour l'aider dans son voyage spirituel, comme un gardien ou un compagnon de méditation. Cependant, il existe des récits de tulpas qui ont échappé au contrôle de leur créateur, acquérant des traits indépendants, résistant à la dissolution et même interférant dans la vie du créateur. C'est le même principe que le clone astral : une forme-pensée si dense et structurée qu'elle dépasse le rôle de reflet et devient une entité avec sa propre agence.

Dans les écoles occultistes d'Occident, notamment la Théosophie et la Magie du Chaos, l'étude des formes-pensées est l'une des bases pour comprendre la magie mentale. L'opérateur apprend à générer, alimenter, programmer et dissoudre ces formes. Mais il est également averti des risques de les créer inconsciemment. Une pensée d'autodépréciation, répétée quotidiennement et renforcée par des émotions négatives, peut devenir une forme-pensée sombre qui se fixe sur le chakra du plexus solaire et commence à saboter toutes les initiatives d'auto-valorisation. Un désir obsessionnel de vengeance, par exemple, peut générer un clone astral rancunier qui erre dans l'astral en essayant de blesser symboliquement la cible — et revenant vers le créateur avec des conséquences vibratoires imprévisibles.

Le problème s'aggrave lorsque ces formes-pensées trouvent une affinité avec des entités du plan astral inférieur. Les larves astrales et autres êtres opportunistes, en percevant la présence d'une forme vibratoire intense, s'approchent, s'en nourrissent et, dans certains cas, fusionnent avec elle. Le clone astral, dans ces cas, devient hybride : partie du créateur, partie de l'obsesseur. Cette union génère un être encore plus complexe, difficile à dissoudre, car il ne répond plus seulement au créateur, mais aussi à d'autres influences. C'est pourquoi certains clones semblent résistants aux prières, aux bains énergétiques et aux tentatives de réintégration. Ils se sont déjà transformés en entités composites, exigeant des interventions spirituelles spécifiques pour leur dissolution.

La compréhension des formes-pensées permet également de saisir la responsabilité énergétique de chacun. Les pensées ne sont pas inoffensives. Les émotions ne sont pas neutres. Chaque émission vibratoire crée des ondes dans le tissu du plan subtil, et ces ondes peuvent se condenser en formes. Le clone astral, aussi effrayant qu'il puisse paraître, n'est que l'aboutissement d'un processus de création inconsciente qui s'est déroulé au fil du temps. Il est un miroir qui dit : "C'est ainsi que tu as pensé. C'est ainsi que tu as ressenti. C'est cela que tu as créé." Et comme toute création, il peut être défait — non par la négation, mais par la transformation.

Dissoudre un clone astral exige donc plus que des rituels externes. Cela exige un changement intérieur. La source de son alimentation — la pensée obsessionnelle, l'émotion refoulée, le schéma négatif — doit être interrompue. La psyché doit être réorganisée. L'individu doit prendre le commandement de son propre champ mental et émotionnel. C'est seulement ainsi que le lien se rompt. Lorsque la source d'énergie cesse, la forme-pensée commence à se défaire naturellement, comme une bougie qui s'éteint sans combustible.

Le clone astral est une forme-pensée portée à son degré maximal de complexité. Il porte les couleurs de l'émotion, la forme de la pensée et la densité de l'habitude. Et bien qu'il semble être une entité externe, il est, en réalité, une extension de l'être lui-même. Un enfant de l'esprit, un produit de l'âme en désaccord. Le reconnaître comme tel est le premier pas pour le dissoudre. Et le dissoudre, c'est, au final, se retrouver avec une partie de soi qui demande lumière, conscience et réintégration.

Chapitre 10
Causes Internes

La formation d'un clone astral, lorsqu'analysée sous l'angle des causes internes, révèle un processus profond de fragmentation psychique qui opère silencieusement dans les couches les plus subtiles de l'être. Différente des explications qui attribuent de telles occurrences à des influences externes ou à des manipulations spirituelles par des tiers, cette approche met l'accent sur l'univers intime de l'individu, où émotions non résolues, schémas mentaux cristallisés et conflits inconscients forment le bouillon vibratoire propice à la génération de duplicatas astraux. Le clone, dans ce contexte, est un produit direct du créateur lui-même, une extension condensée de contenus qui n'ont pas été adéquatement accueillis, élaborés ou intégrés.

Il émerge comme un reflet de la douleur qui n'a pas été ressentie, du désir qui n'a pu être vécu, de l'identité qui a été réprimée. En comprenant cette dynamique, il devient possible non seulement de reconnaître la genèse de la duplication, mais aussi de construire un chemin réel et efficace pour sa réintégration. Les émotions refoulées jouent un rôle central dans ce processus. Lorsque des sentiments intenses comme la culpabilité, l'envie, la peur ou le ressentiment sont évités ou niés de manière systématique, le psychisme ne les annule pas — il les stocke, les encapsule et, éventuellement, les projette hors du champ conscient.

Cette projection, alimentée de manière répétée, donne naissance à une forme symbolique qui porte la fréquence vibratoire du contenu originel. Une telle forme peut se développer silencieusement pendant des années, passant inaperçue, jusqu'à ce qu'elle atteigne une densité suffisante pour interagir avec le champ mental ou émotionnel de manière perceptible. Cette interaction se manifeste par des sensations de conflit interne, des comportements d'autosabotage, des troubles de l'identité ou même des rêves vifs avec des figures qui personnifient des aspects rejetés de l'être lui-même. Contrairement à ce que l'on suppose, l'apparition du clone n'est pas soudaine : c'est le résultat d'un processus continu d'alimentation énergétique inconsciente.

Un autre élément décisif réside dans la relation entre le moi idéalisé et l'ombre personnelle. La tentative de maintenir une image sociale, spirituelle ou moralement acceptable peut conduire à l'exclusion violente de parties légitimes de la psyché qui, bien qu'inconfortables, composent le tout de l'individu. Ces parties, reléguées à l'inconscient, cherchent alors des moyens d'expression symbolique — et le plan astral offre le champ propice pour cela. Le clone astral, dans ce cas, surgit comme le porteur de ce qui a été exilé : désirs niés, peurs non reconnues, pulsions non élaborées. Son existence est une alerte : il porte les messages que l'ego a refusé d'entendre. Le voir comme un ennemi ne fait que renforcer la division interne ; le reconnaître comme faisant partie du processus d'autodéfense et d'autopréservation est le premier pas pour le dissoudre. Le retour à l'unité exige cette écoute aimante de ce que l'âme a tenté de faire taire.

Le premier aspect à considérer concerne les émotions profondes et non résolues. Colère contenue, tristesse chronique, ressentiments enracinés, peurs cultivées en silence — toutes ces forces vibrent intensément dans le corps astral. Lorsque ces émotions restent actives pendant des périodes prolongées, elles génèrent des zones d'instabilité dans le champ subtil. Ces zones, à leur tour, deviennent des vortex énergétiques qui attirent, condensent et éventuellement expulsent des parties de la conscience comme forme d'autoprotection. L'individu ne parvient plus à soutenir cette énergie en lui, et elle est alors projetée à l'extérieur, créant une entité symbolique — un clone astral qui porte le contenu vibratoire que le créateur n'a pas réussi à intégrer.

Ce processus peut être subtil. Imaginez une personne qui, pendant des années, nourrit un désir de fuite de sa propre réalité. Elle rêve d'être une autre, de vivre une autre vie, de tout laisser derrière elle. Au début, cela semble inoffensif. Mais l'esprit, en répétant de tels désirs avec intensité émotionnelle, commence à façonner un reflet psychique. Ce reflet s'organise sur le plan astral comme une duplicata qui représente cette "version désirée" de la personne. Le clone naît comme une sorte d'avatar inconscient du désir d'évasion. Avec le temps, cette duplicata commence à se manifester dans les rêves, à interférer dans les décisions, à induire des sensations d'insatisfaction et à amplifier le sentiment d'inadéquation. Tout cela parce qu'un morceau de la conscience a été projeté — et agit maintenant avec une relative autonomie.

Un autre facteur de risque est le conflit entre persona et ombre. La persona est le visage social, l'image que l'individu projette au monde — contrôlée, fonctionnelle, moralement acceptable. L'ombre, quant à elle, est l'ensemble des désirs, impulsions et caractéristiques qui ont été réprimés ou jugés inacceptables. Lorsque ce conflit s'accentue, le champ astral souffre. La partie réprimée, niée par la conscience, tend à chercher une expression d'une manière ou d'une autre. Et comme le champ psychique ne supporte pas les vides, ce qui n'est pas intégré tend à se déplacer vers l'extérieur. Surgit alors un clone astral qui porte le contenu de l'ombre — souvent avec une apparence déformée, un comportement agressif ou instinctif, et une propension à causer des sabotages émotionnels ou spirituels.

La psychologie analytique, en traitant de l'ombre, parle de la nécessité de l'intégrer au soi conscient pour éviter les projections destructrices. Sur le plan spirituel, cela signifie reconnaître que le clone astral n'est pas un ennemi, mais un messager. Il révèle ce qui n'a pas encore été accepté. Sa simple existence pointe vers un angle mort, un recoin de l'âme qui réclame reconnaissance. Et l'ignorer ne fait qu'augmenter son pouvoir, car ce qui est rejeté tend à croître dans l'obscurité.

Des pratiques spirituelles mal conduites peuvent également générer des clones astraux pour des causes internes. Lorsqu'une personne s'engage dans la méditation, la projection astrale, les invocations ou d'autres techniques ésotériques sans la préparation émotionnelle et mentale adéquate, elle court le risque d'activer des zones de la psyché qui ne sont pas encore prêtes à être libérées. Par exemple, quelqu'un qui cherche à sortir régulièrement de son corps, mais porte des traumatismes non guéris, peut projeter un fragment de lui-même qui, une fois libéré, ne parvient pas à revenir facilement. Ce fragment, alimenté par la peur ou le désir, peut se cristalliser en un clone astral. Et contrairement à ce que pense le praticien, il n'explore pas seulement des plans supérieurs — il perd des parties de lui-même dans le processus.

Cette perte, bien que subtile, se manifeste par des symptômes concrets. Sensation de vide existentiel, perte d'énergie sans cause apparente, difficulté de concentration, rêves récurrents avec un "autre moi", sensation de ne pas être seul dans son propre esprit — tous sont des indices que quelque chose s'est fragmenté. Le clone, dans ce scénario, n'est pas une attaque externe, mais l'écho d'une pratique faite sans discernement, sans ancrage ou sans l'accompagnement nécessaire.

Un point particulièrement délicat concerne les désirs refoulés. De nombreux clones astraux proviennent d'impulsions intenses qui ont été consciemment rejetées. Désirs sexuels, ambitions de pouvoir, sentiments de supériorité ou de vengeance — tous ces contenus, lorsqu'ils sont réprimés par la morale, la peur ou la honte, ne disparaissent pas. Ils cherchent des voies alternatives pour exister. Et sur le plan astral, ils peuvent se condenser en duplicatas spirituels. Ces clones sont souvent les plus difficiles à accepter, car ils révèlent des aspects que l'individu ne veut pas reconnaître comme siens. Mais ce sont, en même temps, ceux qui ont le plus urgemment besoin d'être regardés, compris et réintégrés.

Il existe aussi des cas où le clone astral se forme par un mécanisme de compensation psychologique. Les personnes qui ont subi des pertes profondes — comme le décès d'êtres chers, des frustrations amoureuses ou des effondrements émotionnels — peuvent, inconsciemment, créer des duplicatas pour "remplacer" la partie perdue. L'esprit, dans son effort pour éviter la souffrance, crée un autre moi qui ne ressent pas la douleur, qui est fort, qui continue même lorsque la personne originelle veut s'arrêter. Ce clone peut sembler un allié, mais avec le temps, il se révèle être un fardeau. Il impose des schémas, exige le contrôle, aspire l'énergie. Après tout, il a été créé pour supporter ce que le créateur ne voulait pas affronter. Mais aucune substitution ne dure éternellement — et le prix à payer pour maintenir un clone émotionnel actif est trop élevé pour l'âme.

De cette manière, nous pouvons percevoir que les causes internes de l'apparition du clone astral ne sont pas seulement des erreurs — ce sont des mécanismes de défense de l'inconscient. Ce sont des tentatives de l'âme de maintenir l'intégrité au milieu du chaos. Mais ces tentatives, lorsqu'elles ne sont pas reconnues, finissent par devenir des prisons. Le clone se transforme en geôlier silencieux qui empêche la croissance véritable, car il maintient l'énergie prisonnière du passé, du traumatisme, du schéma non résolu.

La guérison commence par la reconnaissance. Admettre que le clone astral a été créé à partir d'une douleur interne est le premier pas. Ensuite, il faut désactiver la source d'énergie qui le maintient. Cela exige du courage pour affronter ce qui a été nié : l'émotion non ressentie, le désir interdit, le souvenir douloureux. Dans de nombreux cas, des thérapies spirituelles sont nécessaires — mais les psychologiques le sont aussi. Car le clone astral n'est pas seulement un problème spirituel ; c'est un symptôme de la psyché. Il montre où il y a fragmentation. Et seule la connaissance de soi peut restaurer l'unité perdue.

Le chemin n'est donc pas celui du combat, mais de la réintégration. Le clone astral, vu avec les yeux de la sagesse, devient un professeur. Il montre ce qui doit être guéri. Il met en lumière ce qui a été enterré. Et en étant compris, accueilli et dissous, il rend à l'individu ce qui lui avait été arraché : l'intégrité, la clarté, la souveraineté sur lui-même.

Chapitre 11
Causes Externes

La duplication astrale provoquée par des agents externes représente l'une des manifestations les plus inquiétantes et dangereuses du phénomène énergétique. Elle n'émerge pas comme une conséquence de conflits internes ou de désajustements émotionnels de l'individu, mais comme le résultat d'actions délibérées menées par des consciences étrangères, qui opèrent dans le but spécifique de manipuler, subjuguer ou exploiter psychiquement la victime. Dans cette dynamique, le clone astral est une construction architecturée en dehors de la volonté de l'hôte, utilisant des brèches subtiles dans son champ énergétique.

Cette intervention ne respecte pas les frontières entre les mondes visible et invisible et se manifeste avec des stratégies sophistiquées qui défient la perception ordinaire de la réalité. La victime ignore souvent totalement qu'une partie de son énergie a été séquestrée et façonnée par des intelligences externes à des fins obscures. Il s'agit d'un phénomène qui transcende la simple influence spirituelle, pénétrant dans le champ de l'ingénierie occulte appliquée sur le corps subtil.

Les forces qui promeuvent ce type d'invasion ne sont ni fortuites ni improvisées. Elles opèrent à partir de connaissances accumulées et de techniques affinées au fil des millénaires, trouvées dans les traditions occultistes, les doctrines spiritualistes et les récits ancestraux de civilisations distinctes. Esprits obsesseurs, mages négatifs et entités de l'astral inférieur sont des exemples de ces agents qui manipulent avec précision des aspects du périsprit humain, créant des duplicatas qui fonctionnent comme des mécanismes d'interférence et de contrôle. L'intention derrière ces créations varie du drainage énergétique à l'induction d'états mentaux et émotionnels qui affaiblissent le discernement et réduisent la résistance spirituelle de la personne.

Au lieu d'agir directement sur l'individu, ces consciences utilisent le clone astral comme pont vibratoire, restant cachées tout en exerçant une influence continue et profonde sur leur victime. L'impact de ces duplications externes est dévastateur précisément en raison de leur subtilité. La victime peut ressentir une fatigue extrême, des pertes de conscience, des distorsions émotionnelles et spirituelles, et même une sensation de non-appartenance à son propre corps ou esprit. Cependant, sans preuve physique ou logique expliquant ces symptômes, elle tend à les attribuer au stress quotidien, à des problèmes psychologiques ou à des perturbations passagères.

Cela amplifie encore davantage la domination des entités, car plus l'ignorance de ce qui se passe réellement est grande, plus le contrôle exercé est efficace. Le clone, dans ce contexte, n'est pas seulement une réplique énergétique : c'est un outil de manipulation consciente, conçu avec précision pour occuper des espaces sensibles du champ vibratoire de la personne, interrompant les connexions spirituelles supérieures et instaurant un schéma de déséquilibre continu. La reconnaissance de l'existence de ces causes externes est le premier pas vers la récupération de l'autonomie spirituelle et de la souveraineté énergétique de l'être.

L'une des formes les plus récurrentes de création externe de clones astraux se produit par l'action d'esprits obsesseurs. Ces êtres, désincarnés qui restent prisonniers des plans inférieurs par attachement, colère, ignorance ou perversité, développent des techniques complexes de domination psychique. Il ne s'agit pas de simples approches vibratoires ou d'inductions télépathiques. Dans de nombreux cas, il s'agit de véritables interventions chirurgicales sur le périsprit de la victime. L'obsesseur, en identifiant une vulnérabilité émotionnelle ou énergétique, utilise ce point d'entrée pour manipuler des parties du corps astral. Et avec des connaissances appropriées, il peut extraire, dupliquer ou façonner une partie du périsprit de la victime en un clone astral sous son commandement.

Ce clone, bien qu'il porte l'apparence et la signature vibratoire de l'original, n'est plus sous son contrôle. Il devient une extension de la volonté de l'obsesseur, fonctionnant comme une marionnette spirituelle. La victime, souvent sans le savoir, commence à être influencée par des impulsions qu'elle ne reconnaît pas comme siennes, souffre d'épuisement inexplicable, d'oscillations émotionnelles intenses, de pertes de conscience et même d'altérations du comportement. Le clone, dans ce contexte, agit comme un intermédiaire, un canal d'action entre l'obsesseur et l'esprit de la victime. Et comme il a été façonné à partir de l'essence même de l'hôte, il a un accès profond à ses peurs, souvenirs et schémas mentaux.

Dans les centres spiritualistes et les groupes d'apométrie, ce type de cas est décrit comme un processus de "clonage fluidique", où une partie du corps astral de la personne est séparée, façonnée et programmée par des entités spirituelles. Certaines de ces entités sont de véritables "technologues de l'astral inférieur", des esprits hautement spécialisés dans la manipulation de l'énergie, l'implantation de dispositifs et la création de formes de domination sophistiquées. Ils opèrent avec précision et discrétion, souvent sans que la victime ait la moindre conscience de ce qui se passe. Le clone généré est ensuite relié à l'original par des cordons énergétiques cachés, qui permettent non seulement le drainage de l'énergie, mais aussi l'insertion de pensées, sentiments et impulsions.

Un autre champ d'action des causes externes est la magie négative. Au sein des pratiques de sorcellerie malveillante, de goétie pervertie et de magie noire axée sur la domination psychique, il existe des rituels spécifiques pour la création de duplicatas astrales d'une personne. L'une des méthodes les plus anciennes est l'utilisation de poupées symboliques — les fameuses poupées vaudou —, où le mage utilise des éléments de la cible (cheveux, ongles, photographies, vêtements usagés) pour établir une connexion vibratoire. À partir de ce lien, et avec des rituels appropriés, il est possible de construire une forme astrale qui ressemble à la victime et qui sert de substitut spirituel à celle-ci.

Cette duplicata est ensuite utilisée comme réceptacle de commandes, de malédictions ou d'influences qui, par sympathie vibratoire, atteignent l'original. De telles pratiques sont anciennes et universelles. Il existe des enregistrements similaires dans les cultures africaines, européennes, asiatiques et indigènes. Toutes partagent la notion qu'il est possible d'agir sur une personne à distance, en manipulant une représentation d'elle. Dans le cas du clone astral, cette représentation n'est pas seulement symbolique, mais énergétique. La duplicata, une fois créée, acquiert une vie propre sur le plan subtil, influençant directement le champ vibratoire de la cible.

La personne commence à expérimenter des symptômes psychiques et physiques sans cause apparente : confusion mentale, sensation d'invasion, rêves étranges, fatigue constante, chute d'énergie sexuelle et vitale, entre autres. Dans de nombreux cas, le clone astral créé par magie négative agit comme une barrière entre la victime et ses guides spirituels. Il bloque l'intuition, déforme les messages reçus en rêve ou en méditation et crée un champ d'interférence qui rend difficile le contact avec le plan supérieur. De plus, il fonctionne comme un point d'ancrage pour d'autres entités. Une fois que le clone est connecté à l'original, il devient une voie d'accès pour les obsesseurs, les vampires astraux et autres consciences prédatrices. Ces entités se nourrissent de l'énergie générée par la tension constante, les émotions négatives et la confusion mentale provoquée par la présence du clone.

Il y a aussi des cas où le clone est implanté chez des personnes qui fréquentent des environnements de basse vibration spirituelle : des lieux où se déroulent des rituels douteux, des séances de magie égoïste ou des rencontres aux intentions cachées. Dans ces environnements, les énergies sont denses, et si la personne est fragilisée ou distraite, elle peut être "marquée" par une entité qui, avec le temps, extraira une partie de son énergie pour former un clone. Ce clone reste alors à l'affût, souvent installé dans le champ énergétique de la personne elle-même ou dans un environnement spécifique. La personne commence à se sentir drainée, instable, comme si elle était "hors d'elle". Et elle l'est — car une partie d'elle a été séparée et est utilisée contre elle-même.

Il est important de souligner que ces causes externes ne peuvent agir que lorsqu'il y a une brèche interne. Personne n'est totalement vulnérable aux attaques spirituelles sans avoir, à un certain niveau, ouvert l'espace pour cela. La colère entretenue, la rancœur non résolue, le désir de vengeance, l'envie, l'orgueil excessif — tous ces sentiments créent des fissures dans le champ énergétique. Et ce sont ces fissures que les mages négatifs et les obsesseurs exploitent. Ainsi, même lorsque le clone astral est créé de l'extérieur, il ne se lie à l'original que parce qu'il trouve une résonance. La manipulation externe trouve toujours un écho interne qui la soutient.

La dissolution de ces clones requiert une approche multifacette. Il faut nettoyer le champ énergétique, couper les liens vibratoires, défaire les commandes mentales et restaurer l'intégrité du corps astral. Dans les centres spiritualistes, cela se fait par des passes, des prières, l'utilisation d'herbes, des fumigations, des traitements apométriques, des régressions et des techniques de protection. Dans les rituels de magie blanche, on utilise la transmutation alchimique de l'énergie, l'élévation de la fréquence vibratoire et l'invocation de forces supérieures pour défaire les liens créés. Le fondamental est de comprendre que le clone n'est pas seulement une entité — c'est un lien. Et couper ce lien requiert à la fois une action externe et une transformation interne.

La victime doit également assumer sa part dans le processus. Elle doit rééquilibrer ses pensées, purifier ses émotions, couper les habitudes nuisibles et renforcer sa spiritualité. Sans ce changement, même si le clone est dissous, un autre pourra être créé. La vigilance est continue. L'intégrité énergétique n'est pas un état, mais une pratique quotidienne. Et à mesure que la personne se renforce, les possibilités d'interférence diminuent drastiquement.

Les causes externes de la création de clones astraux nous rappellent que l'univers spirituel est un champ dynamique de relations. Il y a des forces qui veulent nous élever et des forces qui veulent nous emprisonner. Mais le libre arbitre est toujours nôtre. Même face aux manipulations les plus subtiles, la conscience éveillée est capable de défaire n'importe quel nœud. Le clone astral, même créé par autrui, n'est pas invincible. C'est une ombre façonnée par artifice. Et toute ombre, aussi dense soit-elle, se défait en présence de la lumière. Cette lumière, qui est la vérité intérieure, la force de l'âme, la clarté de l'esprit et la pureté du cœur, est la seule arme qui ne faillit jamais.

Chapitre 12
Traumatisme et Fragmentation

L'impact d'un traumatisme profond dépasse les frontières de la souffrance émotionnelle et se répercute sur toute la structure multidimensionnelle de l'être, instaurant un processus de fragmentation qui compromet l'intégrité psychique et spirituelle. Lorsque la douleur atteint un seuil insupportable, le système interne recourt, de manière instinctive, à des mécanismes d'autoprotection qui impliquent l'isolement de parties de la conscience. Ces portions, imprégnées par la charge émotionnelle de l'événement traumatique, ne disparaissent pas — elles se détachent du noyau du moi et commencent à exister de manière autonome sur les plans subtils, créant des duplicatas énergétiques qui conservent les mémoires, les sentiments et les croyances associées à l'expérience originelle.

Ce processus de scission, qui opère silencieusement dans les couches profondes de la psyché, donne naissance à des fragments astraux qui fonctionnent comme des satellites de la douleur : ils orbitent autour de la conscience centrale, influencent les décisions, façonnent les réactions et perpétuent les schémas de souffrance. Ces fragments ne sont pas seulement des réminiscences émotionnelles ; ils deviennent des formes subtiles avec une identité propre, développant une certaine autonomie comportementale et énergétique. En s'établissant sur le plan astral, ils acquièrent des caractéristiques qui les rendent perceptibles dans des états altérés de conscience, comme les méditations, les rêves lucides et les pratiques de régression.

Ils revêtent souvent des apparences symboliques directement liées au type de traumatisme vécu — des représentations qui, même si elles ne sont pas reconnues immédiatement par le conscient, portent la vérité cachée d'une douleur non traitée. Le phénomène de la duplication, dans ce contexte, n'est pas le produit d'une intention délibérée, mais la conséquence inévitable de la tentative inconsciente de contenir la douleur. C'est comme si l'âme, pour survivre, avait dû laisser des parties d'elle-même derrière elle, dans des chambres scellées dans le temps.

Ces duplicatas énergétiques, formées sous le signe de la souffrance, deviennent des influences récurrentes et persistantes dans la vie quotidienne. Elles attirent des événements similaires à ceux qui leur ont donné naissance, recréent des contextes de douleur, sabotent les relations et empêchent la réalisation de buts plus élevés. Non pas comme une punition, mais comme une tentative inconsciente de réintégration, de clôture de cycles. En se manifestant comme des forces internes conflictuelles ou comme des états émotionnels disproportionnés, ces clones psychiques dénoncent l'existence d'un noyau blessé qui réclame attention. Plus que des symptômes, ce sont des expressions vivantes d'une demande de guérison.

La présence de ces fragments n'indique pas une faiblesse, mais la profondeur de l'expérience humaine — et pointe, avec précision, où se trouve la clé de la véritable transformation intérieure. La fragmentation spirituelle provoquée par les traumatismes est un phénomène reconnu dans de multiples traditions. Dans le chamanisme, on parle de la perte d'âme : lorsqu'une partie de l'être s'éloigne pour ne pas affronter l'horreur vécue. Dans l'ésotérisme occidental, on parle de dédoublement traumatique, où des portions de la conscience se séparent du tout, donnant naissance à des entités semi-autonomes. En psychologie transpersonnelle, on reconnaît l'existence de sous-personnalités ou de complexes dissociatifs qui prennent le contrôle de l'individu dans les moments de crise. Dans tous ces cas, le langage varie, mais le cœur de l'expérience demeure : le traumatisme intense a le pouvoir de briser l'être en morceaux.

Lorsqu'un traumatisme n'est pas intégré — que ce soit par manque de soutien, par répression émotionnelle ou par mécanismes de défense inconscients —, il s'encapsule. La mémoire de l'événement, l'émotion associée et la partie du soi qui l'a vécue sont isolées de la conscience principale. Ce qui reste est un fragment gelé, qui continue d'exister dans un point reculé de la psyché ou, plus fréquemment, du plan astral. Ce fragment, au fil du temps, peut acquérir des caractéristiques d'autonomie : il commence à avoir ses propres réactions, désirs, schémas et même formes symboliques. Il devient, en fait, un clone astral — un morceau de la personne vivant en dehors d'elle, rejouant éternellement le moment de la douleur originelle.

Beaucoup de ces clones n'apparaissent pas avec l'apparence exacte du créateur. Ils se manifestent comme des enfants effrayés, des adolescents en colère, des femmes en pleurs, des hommes violents — des figures qui représentent l'aspect traumatisé de la psyché. Ce sont des parties restées coincées dans le temps, gelées à la fréquence de la souffrance. Et lorsque ces duplicatas deviennent conscientes sur le plan astral, elles commencent à interférer dans la vie de l'individu. Elles attirent des situations similaires à celles qui ont originé le traumatisme, dans une tentative inconsciente de résolution. Elles créent des schémas répétitifs d'échec, d'abus, d'abandon, de rejet. Ce sont comme des échos du passé qui refusent de mourir.

Il est important de comprendre que ces manifestations ne sont pas des ennemies. Ce sont des cris de détresse. Ce sont des morceaux de l'âme qui réclament accueil, reconnaissance, amour. Le clone astral généré par un traumatisme est, en essence, un symbole vivant de la douleur qui n'a pas été guérie. Il porte l'énergie de l'événement, le poids de l'émotion refoulée, la charge des croyances limitantes formées à cette occasion. Et tant qu'il ne sera pas réintégré, il continuera à influencer le champ énergétique de la personne, drainant sa vitalité, interférant dans ses relations, sabotant ses projets et déformant sa perception d'elle-même.

Ces clones, étant profondément liés à des émotions de souffrance, ont tendance à se fixer dans des régions spécifiques du corps énergétique — notamment le plexus solaire (centre des émotions), le cardiaque (centre des douleurs affectives) et le laryngé (centre de l'expression). Il est courant que la personne ressente des douleurs physiques inexplicables dans ces zones, ou des sensations de poids, de blocage, de chaleur ou de froid intense. Il est également fréquent que des rêves récurrents surviennent avec des versions d'elle-même dans des situations de souffrance ou de conflit, ou avec des figures symboliques qui, en réalité, représentent le clone en quête de contact.

Beaucoup de ces fragments adoptent une posture défensive. Habitués à la douleur et à l'abandon, ils résistent à la réintégration. Ils se manifestent avec hostilité, méfiance ou indifférence. C'est pourquoi les approches agressives ne fonctionnent pas. La dissolution d'un clone astral traumatique ne se fait pas par le combat, mais par la compassion. Le travail de guérison requiert écoute, présence et empathie. Il faut regarder le fragment avec les yeux d'une mère, d'un père, d'un ami fidèle. Lui dire : "Je te vois. Je reconnais ta douleur. Tu m'appartiens. Reviens à la maison."

Les thérapies de régression, la guérison de l'enfant intérieur, les visualisations guidées et les pratiques chamaniques de recouvrement d'âme sont des outils efficaces pour ce processus. Dans ces méthodes, l'individu accède aux plans subtils de sa conscience et retrouve le fragment perdu. La rencontre est souvent profondément émotionnelle. La personne se voit dans une version plus jeune, en pleurs, en panique, ou simplement détachée. La simple reconnexion amorce déjà le processus de guérison. Mais l'étape suivante — la réintégration — exige intention, pardon et engagement. Pardonner à soi-même pour ce qui n'a pu être évité. Libérer l'émotion retenue en toute sécurité. Reprogrammer les croyances installées à ce moment-là. Tout cela fait partie du travail de dissolution du clone astral traumatique. Et, une fois achevé, les effets sont profonds : soulagement émotionnel, clarté mentale, sensation de présence, augmentation de l'énergie et, surtout, la perception d'être à nouveau entier.

Il convient de noter que, dans les cas plus graves, le clone peut avoir été coopté par des entités du plan astral inférieur. Cela se produit lorsque le fragment, vibrant d'une douleur intense, attire l'attention d'obsesseurs ou de formes-pensées négatives. Ces êtres profitent de la fragilité de la duplicata pour l'alimenter d'émotions négatives et l'utiliser comme point d'accès au champ énergétique du créateur. Le clone devient alors un cheval de Troie spirituel, facilitant l'influence de forces externes sur la personne. Dans ces cas, outre la guérison émotionnelle, un travail spirituel spécifique est nécessaire : bannissements, nettoyages énergétiques, apométrie, passes magnétiques et invocations de protection.

Cependant, même dans ces cas, le principe demeure : le clone est une partie de la personne. Et seule elle peut autoriser, en dernière instance, sa dissolution. C'est pourquoi la récupération du pouvoir personnel est si importante. En assumant la responsabilité de sa guérison, l'individu interrompt le flux d'énergie qui soutient la duplicata. En intégrant la douleur, il dissout la forme. Et en accueillant la partie blessée, il devient plus fort, plus entier, plus conscient.

Le traumatisme fragmente. Mais la conscience guérit. Le clone astral, bien qu'il semble un ennemi, est en réalité une invitation à la réconciliation avec le passé. Il est la carte de la douleur non résolue. Et celui qui a le courage de le suivre jusqu'au bout trouve, au centre du labyrinthe, non pas un monstre, mais un enfant effrayé. En l'embrassant, tout change. Le clone disparaît. L'ombre s'illumine. Et l'être se retrouve avec lui-même, plus profond, plus vrai, plus plein.

Chapitre 13
Magie Négative

La manipulation intentionnelle des forces subtiles à des fins destructrices révèle une facette sombre de l'interaction entre les consciences sur le plan astral. Dans le domaine de la magie négative, chaque acte est soigneusement architecturé pour interférer avec le libre arbitre, saboter l'harmonie et affaiblir l'essence vitale de la cible choisie. La création de clones astraux dans ce contexte représente l'une des stratégies les plus sophistiquées et insidieuses utilisées par les magiciens qui agissent en syntonie avec les courants involutifs.

Ces opérateurs connaissent non seulement les lois qui régissent la manipulation énergétique, mais maîtrisent également des techniques spécifiques de duplication fluidique dans le but de subjuguer, espionner, détourner ou compromettre le flux naturel de l'âme humaine. Contrairement aux projections inconscientes ou aux fragments générés par un traumatisme, le clone ici est façonné avec intention et précision, fonctionnant comme un lien parasitaire entre le mage et la victime. L'ingénierie astrale impliquée dans la formation de ces clones repose sur l'utilisation délibérée d'éléments qui vibrent en résonance avec la victime.

À partir de la collecte d'objets personnels, de résidus biologiques, de données vibratoires ou astrologiques, le magicien établit un pont direct avec le champ subtil de l'individu. Cette connexion, une fois activée, permet l'accès et l'extraction de portions énergétiques authentiques, qui sont ensuite façonnées en une forme pensante avec une structure et un comportement propres. Le clone résultant n'est pas une simple copie symbolique — c'est une duplicata agissante, programmée pour opérer comme une extension de la volonté du mage. Ses fonctions peuvent varier de causer des perturbations émotionnelles et mentales à bloquer complètement l'accès de la victime à son intuition, ses guides spirituels ou son but supérieur. Dans certains cas, il est installé comme barrière dans le champ spirituel ; dans d'autres, comme canal direct d'interférence.

Le véritable danger de ces clones créés par magie négative réside dans leur nature hybride : ils partagent la signature vibratoire de la victime, mais opèrent sous commandement externe. Cela confère à l'attaque un degré élevé de camouflage et d'efficacité. Les altérations vécues par la personne sont confondues avec des questions émotionnelles propres, l'amenant à chercher des solutions inadéquates ou inefficaces. Elle ressent une fatigue sans motif, vit des états de confusion mentale, affronte des chutes soudaines d'énergie ou est assaillie par des pensées destructrices qu'elle ne reconnaît pas comme siennes. Peu à peu, sa vitalité spirituelle est érodée, sa volonté affaiblie et sa perception d'elle-même devient déformée. Le clone devient alors un agent de reprogrammation, redirigeant la trajectoire de l'âme vers le désordre, la peur et l'éloignement de son essence la plus élevée. Identifier cette manipulation est le premier pas pour la neutraliser et restaurer le pouvoir personnel.

Il est nécessaire de comprendre que la magie négative n'agit pas de manière aléatoire. Elle utilise des lois naturelles — les mêmes lois qui régissent la magie blanche —, mais les applique à des fins opposées au bien commun. La manipulation des formes-pensées, la projection intentionnelle d'énergie, l'action sur le corps astral de tiers, tout cela fait partie du champ d'action magique. Quand un opérateur de la magie négative choisit une cible, il initie un processus minutieux d'analyse vibratoire, d'identification des points faibles et de collecte d'éléments symboliques — comme des photos, des cheveux, des objets personnels ou même des informations astrologiques et numérologiques. Ces éléments fonctionnent comme des clés de connexion avec la structure énergétique de la victime.

À partir de ce lien, le magicien commence la construction du clone astral. Il y a deux manières principales de le faire : la première consiste à façonner un construit énergétique à la ressemblance de la victime, infusé d'une partie de sa vibration originelle ; la seconde, plus invasive, se fait par l'extraction directe de fragments du corps astral ou mental de la personne. Cette seconde voie est plus courante dans les cas de magie de haut niveau, exécutée par des initiés qui connaissent profondément les mécanismes de la duplication fluidique. Pour cela, le mage peut attendre le moment où la victime dort — lorsque le corps astral s'éloigne naturellement du physique — et réalise alors le "kidnapping" d'une partie de son énergie.

Ce fragment capturé est ensuite façonné avec des intentions spécifiques. Il peut être programmé pour transmettre des schémas mentaux négatifs, générer la peur, l'insécurité, induire des comportements destructeurs ou même provoquer des maladies. Le clone est doté d'une autonomie partielle et est maintenu actif par des rituels périodiques, au cours desquels le magicien réénergise la forme, réaffirme ses commandes et surveille ses effets sur la victime. Dans les cas les plus extrêmes, le clone est placé comme une barrière entre la personne et sa propre spiritualité, fonctionnant comme une couche d'interférence qui bloque l'intuition, rend difficiles les prières et interrompt le flux d'énergie avec ses guides et mentors.

La complexité de cette manipulation réside dans le fait que, étant le clone formé avec le matériau de l'être même de la victime, il possède un lien légitime avec elle. Il ne s'agit pas d'une entité externe envahissant son champ, mais d'un reflet altéré d'elle-même. C'est pourquoi il est si difficile d'identifier clairement l'attaque : la victime sent que quelque chose ne va pas, mais ne parvient pas à différencier les pensées et émotions imposées de celles qui surgissent spontanément. Les symptômes sont subtils au début — fatigue récurrente, irritabilité, cauchemars fréquents, sentiments d'échec ou d'impuissance. Avec le temps, ils s'intensifient : crises de panique sans cause apparente, sensation de persécution, perte de mémoire, blocages professionnels ou affectifs inexplicables.

La symbolique de la "poupée vaudou" est assez représentative de ce processus. Cependant, contrairement à la version populaire, le clone astral n'est pas seulement une représentation physique de la victime. Il est une duplicata active, insérée sur le plan subtil, qui sert de pont entre le magicien et l'original. Chaque action réalisée sur le clone se répercute sur le corps physique, émotionnel et mental de la victime. Si le mage inflige de la douleur à la duplicata, la cible peut ressentir des symptômes physiques ; s'il implante des idées dans le clone, elles peuvent surgir dans l'esprit de la personne comme des pensées intrusives. La victime peut commencer à douter d'elle-même, perdre sa force de volonté, développer des dépendances ou des compulsions qu'elle n'avait pas auparavant. Le clone devient ainsi un outil de reprogrammation spirituelle négative.

Outre l'utilisation individuelle, il existe également des récits d'organisations occultes qui travaillent avec la création en masse de clones astraux pour la manipulation collective. De tels groupes, souvent liés à des courants involutifs du plan spirituel, cherchent à générer des duplicatas de leaders, médiums, artistes ou personnes influentes, dans le but de les affaiblir ou de les détourner de leur mission. Ces duplicatas, une fois activées, interfèrent dans le champ vibratoire de la personne, obscurcissent sa vision intérieure et peuvent même induire des actions contraires à son éthique et à son but. En observant des personnalités publiques qui changent brusquement de comportement, qui perdent leur éclat spirituel ou qui s'impliquent dans des scandales inexplicables, il convient de considérer s'il y a interférence de clones astraux manipulés par magie négative.

Sous un autre aspect, il existe des mages qui créent des clones astraux non pas pour attaquer directement, mais pour espionner spirituellement leurs victimes. Ces duplicatas sont lancées sur les plans subtils avec pour mission d'observer, de recueillir des informations et de transmettre des impressions à leur créateur. Ce sont de véritables espions astraux, qui peuvent se positionner à côté du lit de la personne pendant son sommeil, surveiller des rencontres spirituelles, accompagner des pratiques méditatives ou même interférer dans des séances de guérison. De nombreux médiums rapportent avoir perçu, lors de dédoublements, des "versions" déformées d'eux-mêmes les observant à distance. Ces présences ne sont pas toujours des projections involontaires — ce sont parfois des clones installés par des tiers à des fins bien définies.

Il est important de comprendre que l'action de la magie négative sur la création de clones astraux ne se limite pas à un champ théorique ou mythologique. Elle est rapportée lors de consultations d'apométrie, de séances médiumniques, de consultations chamaniques et d'investigations psychiques de diverses écoles spirituelles. Et bien que les récits varient en détails et terminologies, le schéma est récurrent : quelqu'un perd une partie de lui-même, cette partie est manipulée par un autre, et le résultat est une fragmentation profonde de l'identité spirituelle.

Dissoudre les clones créés par magie négative requiert un processus soigneux et, souvent, multidisciplinaire. Le premier pas est le diagnostic correct — généralement fait par des médiums entraînés ou des thérapeutes spirituels expérimentés, qui peuvent identifier la présence du clone, sa nature et son lien avec le magicien. Ensuite, il est nécessaire de couper les cordons énergétiques qui lient la duplicata à l'opérateur. Cela peut être fait avec des passes magnétiques, des commandes verbales, des rituels de bannissement, l'utilisation de symboles sacrés ou des invocations de protection. Après la rupture, le clone peut être dissous — que ce soit par transmutation ou par réintégration, selon son origine et sa nature.

Cependant, le travail ne s'arrête pas là. Le plus important est de sceller la brèche qui a permis l'intervention. Cela exige une révision profonde de la vie émotionnelle, mentale et spirituelle de la victime. Quelles attitudes, pensées ou sentiments ont ouvert l'espace à la manipulation ? Où y a-t-il eu négligence envers soi-même ? Quels pactes, conscients ou inconscients, ont permis l'accès ? Ce n'est que lorsque ces questions auront trouvé réponse et transformation que la protection deviendra efficace.

La magie négative se nourrit de la peur, de l'ignorance et de la culpabilité. Mais lorsque la lumière de la conscience est allumée, elle perd son pouvoir. Le clone astral créé par des intentions malignes n'est qu'une ombre qui dépend de la continuité de l'obscurité pour survivre. Et lorsque l'être décide de regarder à l'intérieur, d'assumer sa souveraineté et de récupérer son intégrité, il n'y a pas de sortilège qui puisse le retenir. Car l'âme éveillée, soutenue par son essence divine, est le plus grand bouclier contre tout artifice des ténèbres. Le clone se défait. Le lien se rompt. Et l'être retourne au centre de sa propre lumière.

Chapitre 14
Lien Énergétique

Les connexions subtiles qui interconnectent tous les êtres forment une toile invisible d'énergie en flux constant, où chaque pensée, émotion ou acte crée des résonances qui se répercutent au-delà du plan physique. Au sein de cette réalité vibratoire, aucune création énergétique n'existe de manière isolée. Toute manifestation générée par un être, y compris les clones astraux, reste liée à son origine par un cordon vibratoire qui agit comme un canal dynamique d'influence mutuelle.

Ce lien énergétique non seulement maintient l'existence du clone, mais établit également une voie de rétroaction entre créateur et création, permettant l'échange continu d'impressions, d'informations et de schémas émotionnels. La duplicata astrale n'est donc jamais une entité totalement autonome : elle pulse avec l'énergie de l'original, influence et est influencée, affectant directement la vitalité, l'équilibre psychique et la trajectoire spirituelle de celui qui l'a engendrée. Ce pont énergétique fonctionne comme un circuit où le flux ne cesse jamais — et plus le lien est intense, plus l'interférence sera grande.

Le clone, en accédant à des fréquences denses sur le plan subtil, agit comme un conducteur de ces vibrations, retransmettant à l'original des contenus émotionnels et psychiques qui se manifestent souvent comme des angoisses sans cause apparente, des symptômes physiques inexplicables ou des pensées intrusives. La personne peut se sentir épuisée, confuse ou émotionnellement vulnérable sans comprendre qu'elle est impactée par un reflet dissocié d'elle-même. Ce phénomène s'intensifie lorsqu'il y a correspondance vibratoire, c'est-à-dire lorsque l'individu continue de nourrir, même inconsciemment, les états émotionnels ou schémas mentaux qui ont originé le clone.

Le lien entre les deux devient ainsi un terrain fertile pour le maintien de cycles répétitifs de souffrance ou de stagnation, où le passé non résolu prend corps dans le présent par le biais de la duplicata active. Comprendre la nature et le fonctionnement de ce lien est essentiel pour initier le processus de guérison et de libération. Il ne s'agit pas d'une liaison statique, mais d'un flux qui peut être affaibli, purifié ou dissous par le changement de fréquence vibratoire de l'être.

Lorsque l'individu élève sa conscience, transforme ses schémas émotionnels et assume la responsabilité de son champ énergétique, le cordon qui soutient le clone commence à perdre de sa force. Les techniques spirituelles et thérapeutiques — comme les méditations de reconnexion, l'apométrie, les nettoyages énergétiques ou les rituels de réintégration — sont des ressources efficaces pour agir sur cette connexion, mais c'est la décision intérieure de récupérer la totalité de l'être qui rompt réellement le cycle. Le lien énergétique, en dernière instance, est un reflet de l'état interne du créateur. En restaurant l'intégrité vibratoire et la cohérence entre pensée, émotion et action, l'être se détache de la duplicata qui n'exprime plus sa vérité actuelle, ouvrant l'espace à une présence plus lucide, centrée et souveraine.

C'est à travers ce lien que le clone se nourrit, influence, résonne dans le corps et l'esprit de la personne. Et c'est par ce même lien que les effets de ses actions retournent au créateur. Le lien énergétique, dans son essence, est ambigu : c'est ce qui donne vie au clone, mais aussi ce qui le maintient attaché. Tant que ce cordon vibratoire restera intègre, le clone astral ne sera jamais une entité véritablement séparée — il agira toujours comme une extension du champ de l'hôte, interférant silencieusement dans ses dynamiques internes.

De nombreuses traditions ésotériques parlent de l'existence de cordons subtils entre les corps : le fameux cordon d'argent, par exemple, connecte le corps physique au corps astral lors des dédoublements conscients ou pendant le sommeil. De même, il existe un type de liaison énergétique qui connecte un clone astral à son origine. Cette liaison n'est pas nécessairement visible par tous, mais les médiums expérimentés ou les clairvoyants entraînés peuvent la percevoir comme un fil de lumière (dans les cas neutres ou positifs), ou comme un cordon sombre, épais, parfois pulsant, dans les cas où le clone agit de manière obsessive ou parasitaire.

Ce cordon n'est pas seulement une structure passive. Il transporte l'énergie vitale, les émotions et même les images mentales. Lorsque le clone est activé pour une raison quelconque — que ce soit parce qu'il a été invoqué, alimenté par des pensées récurrentes, ou même par l'interférence de tiers — le lien s'intensifie. La victime ressent immédiatement les reflets : pensées obsessives, variations brusques d'humeur, sensation de perte d'énergie, confusion mentale ou même impulsions étranges. Le clone, par ce cordon, renvoie à l'original tout ce qu'il absorbe dans l'astral : vibrations de l'environnement où il se trouve, attaques d'autres entités, ou même les résidus de sa propre dégénérescence énergétique.

Ce phénomène peut être comparé à une infection par rétroaction. Imaginez que le clone astral, exposé à des environnements vibratoirement denses — comme des régions de l'ombre, des lieux de souffrance spirituelle ou des zones d'action d'obsesseurs — commence à capter ces vibrations et, sans barrière adéquate, les retransmet à l'hôte. La personne commence alors à manifester des symptômes sans cause apparente : anxiété, insomnie, léthargie, manque de motivation, pensées intrusives. Dans de nombreux cas, il n'y a pas d'entité obsédante externe agissant directement — ce qui existe, c'est le clone servant de canal de retransmission vibratoire, avec le lien énergétique fonctionnant comme conducteur.

Ce lien se forme souvent de manière inconsciente. Lorsqu'une personne crée, même sans le vouloir, une duplicata énergétique — que ce soit par traumatisme, répression émotionnelle, pratique spirituelle négligente ou magie — le cordon s'établit automatiquement comme partie du processus de connexion entre créateur et créature. Ce lien est alimenté par affinité vibratoire : plus la personne pense ou ressent à la fréquence qui a généré le clone, plus celui-ci devient fort. Et plus le clone est fort, plus son influence sur l'état d'esprit, la santé et les décisions de l'individu est grande.

Il y a des cas où le lien se manifeste par des symptômes physiques localisés. Certaines personnes rapportent ressentir une pression constante dans une région spécifique du corps — comme la nuque, la base de la colonne vertébrale, l'estomac ou la poitrine — qui n'a pas de cause clinique identifiable. Lors de séances spirituelles, en investiguant la cause, on découvre qu'y est ancré le point de liaison du clone astral avec le corps énergétique de la victime. D'autres fois, le lien se manifeste par des rêves récurrents avec un "double", un "autre moi" qui apparaît tentant de prendre le contrôle, de rivaliser, de guider ou de séduire. Ces expériences oniriques ne sont pas seulement symboliques : ce sont des manifestations réelles de l'échange d'impressions et d'interférences entre le clone et l'original à travers le lien énergétique.

Rompre ce lien est une étape cruciale dans la dissolution du clone astral. Cependant, il ne s'agit pas d'une coupe physique ou mécanique — c'est un processus multidimensionnel qui implique libération émotionnelle, reconfiguration énergétique et récupération de l'autorité spirituelle. Le premier mouvement consiste à interrompre le flux d'énergie qui soutient la connexion. Cela se fait par le changement de schéma vibratoire : sortir de la fréquence qui a originé le clone. S'il a été généré par la peur, il faut cultiver le courage ; s'il est né de la colère, développer la compassion ; s'il a été soutenu par un désir refoulé, chercher l'intégration de l'impulsion de manière consciente et constructive.

Le deuxième pas est le nettoyage du canal de liaison. Des techniques comme l'apométrie, les passes magnétiques, les bains énergétiques, les fumigations, la lithothérapie et les méditations spécifiques peuvent aider à purifier le cordon, affaiblissant sa capacité d'interférence. C'est à ce stade que de nombreuses écoles spiritualistes appliquent des "sceaux" ou des "boucliers vibratoires" — des moyens d'empêcher le clone de continuer à capter ou envoyer de l'énergie à l'original. C'est comme si l'on plaçait une valve ou un filtre spirituel sur le lien qui connecte les deux.

Vient ensuite la rupture définitive. Cette rupture ne se fait pas par la force. Elle est le résultat d'une décision profonde de l'âme : celle de clore le cycle, de réintégrer le fragment ou de le dissoudre. Dans de nombreux cas, en affaiblissant le lien, le clone perd sa source de soutien et se dissipe simplement. Dans d'autres, un acte de réintégration symbolique est nécessaire, où l'individu accueille ce qui a été projeté et le ramène au cœur. Le rituel, dans ce cas, peut impliquer des visualisations, des affirmations, des recouvrements astraux ou des pratiques chamaniques. La clé est l'intention claire de fermer le pont, de mettre fin à la duplication et de récupérer la souveraineté sur son propre champ.

Cependant, il faut être attentif : les liens énergétiques peuvent tenter de se rétablir si le schéma émotionnel originel n'est pas transformé. C'est pourquoi le travail avec les clones astraux exige un engagement continu envers la connaissance de soi, l'hygiène psychique et la vigilance vibratoire. La rupture du lien n'est pas une fin en soi, mais le début d'un nouvel état de présence — où l'énergie autrefois perdue dans les duplications et les fragments retourne au centre, renforçant l'être.

En dernière analyse, le lien énergétique qui soutient un clone astral est un reflet du lien de l'être avec lui-même. Lorsque nous sommes en paix, intègres, conscients et aimants, il n'y a pas de brèches pour les duplications. Mais lorsque nous nous fragmentons, nous ouvrons l'espace pour que des parties de nous se déplacent et se transforment en agents autonomes d'interférence. La conscience de ce processus est le premier pas vers sa transcendance. Et en rompant le lien avec ce qui ne nous représente plus, nous ouvrons la voie à la réintégration avec l'essence — où aucun clone n'est nécessaire, car la lumière intérieure brille sans distorsions.

Chapitre 15
Drainage Vital

Le drainage vital provoqué par les clones astraux se révèle comme l'une des formes les plus silencieuses et, en même temps, les plus corrosives d'usure énergétique qu'un être puisse expérimenter. Il s'agit d'un processus constant et invasif, où la duplicata astrale, liée au champ du créateur, agit comme une extension affamée, sans autonomie énergétique propre, qui se nourrit directement de la force essentielle de celui qui l'a engendrée. L'existence du clone dépend de cet approvisionnement continu en énergie vitale, ce qui transforme le lien entre eux en une voie d'écoulement énergétique, compromettant graduellement l'intégrité physique, émotionnelle et spirituelle de la personne.

Le corps commence à montrer des signes d'épuisement, l'esprit s'embrouille dans des brouillards cognitifs, et l'âme semble s'éloigner du commandement de son propre véhicule, créant une sensation constante de vide et d'affaiblissement. Ce phénomène ne se limite pas à une perception subjective de la fatigue. Il agit sur des structures subtiles fondamentales au soutien de la vie — comme les chakras, les méridiens et le champ aurique —, compromettant les fonctions biologiques, psychiques et spirituelles. L'énergie vitale, base de tout équilibre, est détournée, drainée par une présence qui n'est ni externe ni étrangère, mais une réplique vibratoire créée lors d'une rupture intérieure.

Souvent, l'individu lui-même ignore qu'il porte cette duplicata et cherche donc des explications conventionnelles pour des symptômes qui persistent, même avec repos, médication ou soins physiques. Le clone, en restant actif, agit comme une fissure par où s'échappe le prana, réduisant la capacité de régénération, la résistance émotionnelle et la connexion spirituelle. Dans son action, le clone peut agir comme un véritable saboteur du système énergétique, s'installant dans des centres spécifiques et drainant leurs fonctions essentielles.

Cela provoque non seulement la chute de l'énergie disponible, mais aussi la distorsion de la perception de la réalité, des blocages existentiels et la perte du sens de l'orientation. La personne se sent démotivée, sans entrain, incapable de maintenir une routine équilibrée ou de prendre des décisions assertives. La vitalité se transforme en poids, et le flux de la vie semble paralysé. La profondeur de cette usure reflète la nature symbiotique du lien entre clone et créateur : plus le champ émotionnel qui l'a engendré est dense, plus la duplicata devient résistante et exigeante.

Inverser ce drainage exige plus que de simples pratiques de protection — cela exige la récupération de la souveraineté intérieure, l'interruption consciente de l'approvisionnement énergétique au clone et la réintégration ou la dissolution définitive de cette extension. Ce n'est qu'alors que l'énergie vitale recommence à circuler pleinement, rendant à l'être la légèreté, la clarté et le commandement sur sa propre existence.

L'énergie vitale — aussi appelée prana, chi ou force éthérique, selon différentes traditions — est le combustible invisible qui soutient non seulement la santé physique, mais aussi l'équilibre mental et la stabilité émotionnelle. Elle circule par des canaux subtils, alimentant chakras, organes et structures du corps énergétique. Lorsque cette énergie est détournée ou aspirée par une entité externe ou par une création semi-autonome comme le clone astral, le corps et l'esprit entrent rapidement en effondrement.

Les premiers symptômes sont subtils : fatigue constante, sommeil non réparateur, difficulté de concentration, faible immunité, douleurs musculaires diffuses, sensation de poids sur les épaules ou la nuque, entre autres. À des stades plus avancés, le drainage vital peut conduire à des tableaux de dépression profonde, de maladies auto-immunes, d'effondrements nerveux et même d'états de dissociation. La médecine traditionnelle diagnostique souvent ces symptômes comme du stress chronique, le syndrome de fatigue, la dépression ou l'anxiété, sans soupçonner que, derrière le déséquilibre biochimique, peut agir une duplicata astrale qui consomme silencieusement l'énergie de la personne, jour après jour.

La manière dont le clone astral réalise ce drainage est directement proportionnelle à sa complexité et à la densité du lien énergétique. Les clones plus simples, formés par des émotions intenses et momentanées, fonctionnent comme de petits vampires énergétiques — aspirant l'énergie à des moments spécifiques, comme pendant un rêve perturbant, une crise émotionnelle ou une chute vibratoire. Les clones plus complexes, formés par d'anciens traumatismes ou par des manipulations magiques externes, opèrent continuellement, comme s'ils étaient des drains ouverts dans le champ énergétique. Dans ce cas, la victime ressent une fatigue qui ne disparaît pas avec le repos, une apathie qui n'est pas expliquée par des facteurs externes et une sensation de "se dessécher" de l'intérieur, comme si sa force de volonté était lentement vidée.

Le drainage vital interfère également directement avec les chakras. Le chakra du plexus solaire, qui régule l'estime de soi, la vitalité et le sens du pouvoir personnel, est généralement le plus affecté. Les clones qui s'ancrent dans ce centre provoquent une perte d'initiative, des blocages dans la réalisation des objectifs et une sensation constante d'incapacité. Le chakra cardiaque, quant à lui, peut être atteint lorsque le clone porte des traumatismes affectifs ou des souvenirs de rejet. Dans ce cas, la personne éprouve des difficultés à aimer, à maintenir des relations saines ou même à se connecter à sa propre essence. Le chakra coronal, responsable de la connexion spirituelle, peut également subir des interférences, principalement lorsque le clone a été créé pour bloquer l'expansion de la conscience. La personne commence à douter de sa spiritualité, se sent déconnectée de sa foi et entre dans des cycles de vide existentiel.

Un autre aspect important du drainage énergétique causé par les clones astraux est l'impact sur le sommeil. Pendant le repos, lorsque le corps physique est déconnecté des fonctions conscientes, le champ énergétique s'étend et le corps astral se projette naturellement. C'est à ce moment que le clone astral devient plus actif. Il peut s'approprier une partie de l'énergie du corps astral projeté, l'entraînant vers des régions vibratoires denses, provoquant des rêves agités, une paralysie du sommeil, une sensation de chute ou de persécution. Lorsque l'individu retourne au corps physique, au lieu de se sentir revigoré, il se réveille encore plus fatigué, avec des douleurs, une sensation de lourdeur et, parfois, des pertes de mémoire ou de légères perturbations psychiques.

Dans des situations extrêmes, le drainage vital peut ouvrir la voie à des maladies spirituelles plus graves. L'affaiblissement du champ énergétique rend l'individu vulnérable aux larves astrales, aux obsesseurs et autres entités parasitaires. Le clone, en aspirant l'énergie, crée de véritables "fissures" dans l'aura, par où d'autres êtres en profitent pour s'installer. Cela explique pourquoi de nombreux cas de possession spirituelle ou d'obsession profonde sont associés à l'existence préalable d'un clone astral actif, fonctionnant comme porte d'entrée pour une infestation vibratoire.

L'inversion de ce tableau commence par l'identification du problème. Reconnaître qu'il y a un drainage énergétique anormal est le premier pas. Les techniques de sensibilité spirituelle — comme la lecture de l'aura, la radiesthésie, l'apométrie ou même le scan énergétique par des médiums — aident à localiser l'origine de la fuite. Une fois le clone astral identifié comme agent draineur, il faut initier un processus de déconnexion et de purification. Cela peut impliquer diverses approches : bains avec des herbes comme la rue, le romarin et la guinée ; fumigations avec de la sauge blanche, de l'encens de myrrhe ou des résines spécifiques ; séances de passes énergétiques, reiki, alignement des chakras et commandes apométriques de déprogrammation.

Cependant, la dissolution du clone ne sera efficace que si elle est accompagnée d'une transformation interne de la victime. En effet, le clone se nourrit non seulement de l'énergie vitale, mais aussi des schémas émotionnels qui le maintiennent en vie. Si la personne continue de vibrer dans la peur, la colère, la culpabilité ou le désir de fuite, elle continuera à nourrir le clone, même après les rituels de nettoyage. Il faut retrouver la volonté, renforcer l'estime de soi, cultiver des pensées élevées et, surtout, reprendre le commandement de sa propre vie. La présence d'un clone est une indication que quelque chose à l'intérieur de l'être a été laissé à la dérive. Et la guérison passe par la récupération de ce territoire interne, le scellement de ses frontières et la réaffirmation de la souveraineté de l'âme sur sa propre énergie.

De plus, il est essentiel de créer un environnement vibratoire qui favorise la régénération énergétique. Cela implique des pratiques quotidiennes simples, comme dormir dans une chambre propre, aérée et protégée spirituellement (avec des cristaux, des mantras, des prières ou des symboles de protection) ; éviter la consommation excessive de contenus négatifs (journaux télévisés, films d'horreur, musiques de basse fréquence) ; cultiver des relations saines et pratiquer le silence intérieur. L'énergie vitale n'est pas seulement une ressource — elle est le reflet de l'harmonie entre corps, esprit et âme. Lorsque l'être est en alignement, l'énergie circule librement. Lorsqu'il y a rupture, le flux est interrompu et les fuites apparaissent.

Il est important de se rappeler qu'aucun clone astral ne se maintient sans permission — même inconsciente. Le cordon énergétique qui alimente cette entité est un miroir de la propre déconnexion de l'individu avec son essence. En rétablissant cette connexion, en se tournant vers l'intérieur avec honnêteté et amour, le flux naturel d'énergie se rétablit. Le clone perd alors de sa force, se dissout ou est réintégré, et la vitalité revient avec une force renouvelée. La fatigue laisse place à la légèreté. L'apathie se transforme en motivation. Et l'âme, enfin, revient habiter pleinement le corps, sans partages, sans ombres, sans duplicatas. Juste elle — entière, vivante et libre.

Chapitre 16
Influence Mentale

Dans le scénario des interactions entre les plans subtils et la conscience humaine, le champ mental apparaît comme un territoire vulnérable aux influences qui opèrent au-delà de la perception ordinaire. Parmi ces forces cachées, le clone astral se distingue comme un agent psychique doté de la capacité de mimer l'individualité, interférant profondément dans l'intégrité mentale et émotionnelle de l'être. Agissant depuis le plan astral, ce double énergétique non seulement reflète des aspects de l'individu, mais les manipule également, déformant pensées, émotions et perceptions de manière aussi subtile que pénétrante.

Son pouvoir d'influence ne se limite pas à des suggestions ou inspirations passagères, mais atteint un niveau de symbiose avec le champ psychique de la personne, façonnant ses états mentaux avec une précision quasi chirurgicale. Cette forme d'interférence s'établit par une liaison vibratoire qui permet au clone d'accéder et de modifier les flux internes de l'esprit originel. Il s'insère dans les trames invisibles où s'entrelacent mémoires, désirs, peurs et croyances, devenant une présence presque indétectable, mais intensément opérante.

Différent des forces externes qui tentent d'influencer de l'extérieur vers l'intérieur, le clone astral s'infiltre au cœur de la psyché, se déguisant en pensée légitime, sentiment spontané ou insight révélateur. L'esprit, sous cette influence, commence à présenter des comportements paradoxaux, des oscillations émotionnelles sans cause apparente et une sensation constante de désalignement interne, comme si quelque chose était déplacé ou artificiel dans la manière de penser et de sentir. Cette influence s'intensifie dans les moments où la conscience s'éloigne de la vigilance active, comme pendant les états de fatigue, de stress, de mélancolie ou d'excès de stimulation mentale.

Dans ces moments, le clone profite de la fragilité vibratoire pour semer des contenus qui confondent et obscurcissent le discernement. L'action du clone astral est donc silencieuse, persistante et stratégique, et passe souvent inaperçue pour ceux qui n'ont pas une pratique constante d'auto-observation et d'hygiène mentale. Comprendre son existence et reconnaître ses signes de manifestation est une étape cruciale pour reprendre le commandement de son propre esprit et restaurer l'équilibre interne, car seule la conscience permet de neutraliser une présence qui se nourrit de l'inattention et de l'ignorance de soi.

Il est nécessaire de comprendre que le champ mental humain ne se résume pas à la pensée logique et rationnelle. C'est un ensemble de couches interactives qui impliquent croyances, mémoires, archétypes, impulsions et, surtout, fréquences vibratoires. L'esprit est un espace où différentes voix se disputent la primauté de la conscience, et c'est dans ce théâtre silencieux que le clone astral agit avec maîtrise. Étant connecté au champ psychique de la personne, le clone devient un transmetteur et un amplificateur de contenus mentaux, dont beaucoup sont disharmonieux.

Son existence crée un écho interne — une duplication de la volonté qui, bien qu'elle semble émaner de l'individu lui-même, est en réalité le fruit de l'action du double. Le premier symptôme perceptible de cette influence est l'intensification des schémas négatifs de pensée. Ce qui n'était auparavant qu'un doute timide se transforme en une conviction paralysante. Une insécurité commune grandit et se convertit en peur chronique. Une rancœur passée s'amplifie, devenant un ressentiment acide qui consume l'énergie émotionnelle du présent. Le clone astral, dans ce scénario, agit comme une lentille déformée qui amplifie ce qu'il y a de plus sombre dans le psychisme humain.

Il résonne avec les fréquences de la douleur, de la culpabilité, de la peur et de la colère, répliquant ces sentiments par vagues, jusqu'à ce que l'individu se voie dominé par des émotions qu'il ne comprend pas complètement. Étant ancré dans le plan mental, le clone a un accès direct aux pensées de la personne. Et plus que cela : il peut générer des pensées. C'est l'une des facettes les plus alarmantes de l'influence mentale exercée par les clones astraux. Différent d'un obsesseur externe, qui insinue des idées par approche vibratoire, le clone astral émet des pensées de l'intérieur vers l'extérieur, comme si elles étaient natives de l'esprit de la victime.

La différence entre pensée authentique et pensée induite devient alors presque impossible à percevoir. La personne commence à entendre, en elle-même, des voix subtilement différentes de sa conscience habituelle — parfois dépréciatives, parfois séductrices, mais invariablement déviantes de son axe originel. Ce mécanisme est largement rapporté lors de consultations thérapeutiques et spiritualistes. Des individus qui affirment avoir des pensées intrusives — d'autodestruction, de violence, d'abandon ou de fuite — sont fréquemment surpris de découvrir que de telles idées ne sont pas apparues spontanément, mais ont été renforcées par l'action continue d'un clone astral.

Dans certains cas, ces pensées sont accompagnées d'images mentales vives, quasi hallucinatoires, qui surgissent dans les moments de vulnérabilité émotionnelle, comme pendant le sommeil, la méditation ou les états altérés de conscience. Le clone, dans cette action, ne murmure pas seulement, mais peint des scénarios mentaux entiers, créant des réalités parallèles où la personne se voit dans des situations de défaite, d'humiliation ou d'impuissance. Un autre effet notable est l'altération temporaire des traits de personnalité. Des personnes normalement calmes et pacifiques peuvent présenter des explosions de colère disproportionnées. Des individus doux et aimants peuvent devenir soudainement froids, cyniques ou manipulateurs. Ces épisodes ne durent pas dans le temps, mais laissent une trace de culpabilité et de perplexité, car la personne, en reprenant le contrôle, se sent comme si elle avait été "possédée" par une version déformée d'elle-même.

Et, d'une certaine manière, elle l'a été. Le clone astral, en prenant le commandement de l'émission de certaines pensées, parvient à moduler les états émotionnels et comportementaux avec une grande efficacité, principalement lorsqu'il trouve un champ vibratoire propice — c'est-à-dire lorsque la victime est en basse énergie. Cette interférence peut atteindre des niveaux extrêmes. Il y a des récits de personnes qui, sous l'influence de clones astraux, ont commencé à douter de leur santé mentale. Le clone agit comme une ombre interne qui remet constamment en question les décisions, sabote les initiatives et déforme les souvenirs. La victime commence à sentir qu'elle ne peut plus faire confiance à ses propres sentiments, comme si elle était espionnée de l'intérieur. Ce type de fragmentation de la confiance psychique est l'une des formes les plus graves d'influence mentale, car il ébranle les fondations du moi.

L'esprit, qui devrait être le bastion de l'autonomie et du discernement, devient un champ de bataille où l'original et le clone se disputent le commandement des idées. Dans des contextes plus complexes, principalement lorsque le clone a été programmé par des tiers (comme dans les cas de magie négative ou d'obsession sophistiquée), il peut être instruit d'insérer des idées spécifiques dans l'esprit de la victime. Par exemple, il peut induire à l'isolement, suggérant que tout le monde autour est hostile. Il peut créer une compulsion pour des comportements autodestructeurs, comme les dépendances, la procrastination extrême, le sabotage des relations ou l'abandon d'opportunités importantes. L'esprit se transforme alors en un labyrinthe où chaque sortie semble ramener au point de départ, perpétuant le cycle de souffrance.

Cependant, le clone astral ne se limite pas seulement à renforcer les aspects négatifs. Dans certaines situations, il simule des pensées positives, dans le but de créer des distractions illusoires. L'individu commence à se tromper, croyant évoluer spirituellement, alors qu'en réalité, il est éloigné de son véritable but. C'est l'illusion de l'illumination — l'une des ruses les plus sophistiquées du plan astral inférieur. Le clone, dans ce cas, loue, caresse, enflamme l'ego et fait que la personne se sente spéciale de manière artificielle, l'empêchant de reconnaître ses réels besoins de croissance. Cette action masquée est courante chez les personnes qui abordent la spiritualité de manière superficielle ou qui ont soif de pouvoir sans préparation éthique.

Identifier l'action mentale d'un clone astral exige une écoute intérieure affinée et une auto-observation constante. Le premier signal d'alerte est l'apparition de pensées récurrentes qui détonnent par rapport au schéma habituel de l'individu. En deuxième lieu, il faut observer les pensées qui surgissent avec une intensité émotionnelle disproportionnée : si une idée s'accompagne d'une vague de colère, de peur ou de tristesse intense, il est possible qu'il ne s'agisse pas seulement d'une pensée propre. Il est également important de noter s'il existe des contradictions internes marquantes — comme désirer quelque chose et avoir ensuite une impulsion automatique de saboter ce désir.

Le processus de libération de cette influence commence par la reconnaissance : comprendre que tout ce que nous pensons n'est pas authentiquement nôtre. Cette simple constatation commence déjà à désactiver le pouvoir du clone. Ensuite, il est nécessaire de rétablir le centre de commandement mental, par des pratiques comme la méditation, les affirmations conscientes, la prière, le journaling (écriture réflexive) et, si nécessaire, des interventions spirituelles spécifiques. La pratique de la pleine conscience — être présent dans l'instant — est un outil puissant, car elle empêche le clone d'agir dans les automatismes de l'esprit inconscient.

Une autre étape fondamentale est la récupération de la volonté. Le clone profite des moments où la volonté de la personne est affaiblie, confuse ou endormie. Renforcer la capacité de choisir, de dire "oui" et "non" avec clarté, de s'engager envers soi-même, est le chemin pour reprendre le trône de sa propre conscience. Dans de nombreuses traditions ésotériques, la volonté est le point de pouvoir de l'âme — et la renforcer, c'est comme rallumer le soleil intérieur qui dissipe les ombres.

Il importe aussi de nettoyer le champ mental des résidus vibratoires. Les pensées ont une forme et, au fil du temps, forment des nuages psychiques autour de la personne. Lorsque ces nuages sont denses, le clone trouve un environnement fertile pour se manifester. Des techniques comme la visualisation de lumière violette sur l'esprit, les mantras de nettoyage et l'utilisation de symboles sacrés agissent comme neutralisateurs de ces miasmes mentaux. L'objectif est de restaurer la fréquence originelle de l'esprit, lui rendant clarté, paix et discernement.

Le clone astral, privé de la possibilité d'influencer mentalement, perd une grande partie de son pouvoir. C'est pourquoi, plus que d'essayer de le détruire directement, il est souvent plus efficace de lui retirer la scène. En reconnaissant son propre esprit comme un temple sacré et en le rendant impénétrable aux voix étrangères, l'être se blinde contre l'invasion silencieuse du double. Et, avec le temps, ce qui semblait un adversaire interne se révèle n'être qu'un écho qui ne trouve plus de résonance. L'esprit s'apaise. La volonté se raffermit. L'essence reprend le commandement. Et le clone, réduit au silence par manque de nourriture, se dissout comme un rêve oublié au lever du jour.

Chapitre 17
Parasite Astral

Dans les régions les plus denses du plan astral, surgissent des formes de vie subtiles qui non seulement coexistent avec l'énergie humaine, mais la consomment comme moyen de survie, établissant des connexions symbiotiques déformées avec le champ énergétique de leurs victimes. Ces entités, issues de la dégénérescence de constructions psychiques créées par l'individu lui-même, transcendent la fonction originelle de duplicatas vibratoires et assument un rôle destructeur et autonome. Un clone astral, lorsqu'il perd complètement sa syntonie avec la matrice énergétique qui l'a originé, acquiert des caractéristiques qui le rapprochent d'une conscience rudimentaire et prédatrice.

Il cesse d'être seulement une extension déformée de l'identité émotionnelle ou mentale de quelqu'un et commence à opérer comme un parasite astral : une entité qui s'ancre dans le champ subtil et commence à se nourrir directement de la vitalité de la personne, provoquant des déséquilibres profonds à différents niveaux de l'être. Ce processus de transformation ne se produit pas de manière abrupte, mais par une série d'événements vibratoires qui rendent le clone progressivement plus dense, plus résistant à la dissolution naturelle et moins influençable par la conscience du créateur. Au fil du temps, il développe un instinct quasi animal, guidé uniquement par la recherche de nourriture énergétique.

À partir de cette phase, le clone non seulement reproduit des schémas émotionnels négatifs, mais les intensifie, les réalimente et les perpétue, cherchant des points faibles dans le champ énergétique de l'hôte pour se fixer plus efficacement. Sa présence tend à être subtile au début, masquée par des symptômes courants du quotidien, mais s'accentue à mesure qu'il trouve des brèches dans l'état émotionnel, spirituel ou mental de l'individu, s'infiltrant comme une présence constante et silencieuse, mais à effet cumulatif. Le parasite astral, issu de cette mutation vibratoire, est maître en camouflage et manipulation, opérant avec l'intelligence instinctive typique des formes de vie les plus simples, mais avec une grande efficacité dans le monde subtil.

Il connaît les vibrations de l'hôte parce qu'il en est né ; il comprend les fragilités émotionnelles parce qu'il s'en est nourri ; il explore les brèches psychiques parce qu'elles furent son berceau. Son action ne vise pas le mal en soi, mais la perpétuation de son existence, ce qui le rend particulièrement dangereux, car il agit sans culpabilité, sans morale et sans remords, opérant exclusivement en fonction de la survie énergétique. En comprenant cette dynamique, il devient possible de déceler les signes de sa présence, non comme des manifestations externes aléatoires, mais comme des alertes internes indiquant que quelque chose créé par la psyché elle-même est sorti de contrôle et a commencé à exercer une domination sur le champ d'énergie personnel. Cette reconnaissance marque le début du processus de libération, exigeant non seulement un nettoyage énergétique, mais surtout un profond travail de réintégration et de guérison intérieure.

La transition de clone à parasite n'est pas soudaine, mais graduelle. Au début, le clone maintient encore un certain degré de syntonie avec son générateur, orbitant autour d'émotions spécifiques, de pensées récurrentes ou de désirs refoulés. Cependant, avec le temps — et principalement en l'absence de vigilance spirituelle et émotionnelle — il s'épaissit, se densifie, s'autonomise et rompt les liens d'identité. Il devient quelque chose de distinct, bien que connecté, et ce "quelque chose" a soif. L'énergie vitale qui coulait autrefois spontanément pour maintenir la vie est maintenant capturée par des tentacules invisibles qui se fixent au double sombre.

Contrairement aux entités spirituelles externes, comme les obsesseurs ou les esprits perturbateurs, le clone parasitaire a l'avantage — ou plutôt, le piège — de porter la même signature vibratoire que la victime. Cela rend son identification plus difficile et son influence plus efficace. Il se camoufle dans l'aura même, s'adapte aux oscillations du champ émotionnel, répond aux impulsions mentales comme s'il faisait partie du système originel. Mais dans son essence, il n'est plus un "moi" déformé. C'est un "non-moi" qui parasite l'être, et qui se renforce à chaque effondrement émotionnel, chaque pensée de culpabilité, chaque attitude d'autosabotage.

Le comportement typique d'un parasite astral créé à partir d'un clone est caractérisé par des cycles d'intensification et de recul. À certaines périodes, la victime se sent relativement bien, comme si le problème avait disparu. À d'autres moments, notamment après des expériences émotionnellement éprouvantes, le parasite se manifeste avec force : épuisement soudain, découragement sans cause apparente, blocages créatifs, manque de mémoire, apathie, sensation de poids sur les épaules, douleurs sans explication médicale et pensées qui sabotent toute tentative de progrès spirituel ou matériel.

L'une des régions préférées pour la fixation de ces parasites est le plexus solaire — centre énergétique responsable de l'identité personnelle, de la volonté et de l'action dans le monde. Lorsqu'un clone parasitaire s'y ancre, il est courant que l'individu expérimente une perte d'estime de soi, une sensation de dévalorisation et une croyance persistante qu'il n'est pas capable ou méritant. L'alimentation se fait par le drainage continu des énergies de réalisation et d'enthousiasme, créant une sorte de "vide" dans l'âme, où les rêves semblent lointains et le plaisir de vivre devient pâle.

Un autre point d'attaque fréquent est le chakra cardiaque. Lorsque le parasite établit une connexion dans cette région, il interfère avec les émotions les plus profondes, notamment l'amour-propre et la capacité de connexion avec l'autre. La victime peut commencer à se sentir indigne d'affection, plonger dans la solitude ou développer une peur irrationnelle de l'abandon. Les relations affectives deviennent fragiles, souvent contaminées par la jalousie, la méfiance ou des blocages affectifs qui ne correspondent pas à la réalité, mais qui sont alimentés par le champ émotionnel lui-même manipulé par la présence parasitaire.

Le parasite astral dérivé d'un clone peut également agir sur le champ mental, générant des bruits et des distorsions de pensée. Il stimule la rumination, l'autocritique excessive, le perfectionnisme pathologique et, dans les cas plus avancés, conduit à la paralysie mentale. L'esprit entre dans un cycle d'idées circulaires, où il n'y a pas d'issue logique ou émotionnelle — seulement la répétition. L'être pense, repense, s'enfonce dans les doutes et, finalement, n'agit pas. La paralysie de la volonté est l'objectif du parasite, car c'est dans cet état qu'il se nourrit le plus facilement, en aspirant l'énergie contenue dans les frustrations et les désirs non réalisés.

Il est important de souligner que le clone astral parasitaire peut avoir plusieurs "bouches" énergétiques : des points de fixation qui se répartissent le long de l'aura et des corps subtils. Dans certains cas, le champ de la personne ressemble à un réseau de connexions où chaque point est aspiré par une partie du clone fragmenté. L'individu commence à vivre une sorte de fuite constante d'énergie, avec des symptômes alternant entre physique, émotionnel et mental, ce qui rend le diagnostic spirituel encore plus difficile.

La présence d'un parasite astral généré à partir d'un clone peut également provoquer des altérations dans les cycles de sommeil. L'individu peut rapporter des rêves récurrents de persécutions, des visions de doubles obscurs, des sensations d'étouffement ou d'avoir le corps tiré par quelque chose d'invisible pendant le sommeil. Il peut se réveiller au milieu de la nuit avec une tachycardie, en sueur froide, avec la sensation que quelque chose l'observait ou le touchait. Ces phénomènes indiquent que le parasite agit avec plus d'intensité pendant le dédoublement naturel du sommeil, lorsque les mécanismes de défense de l'ego sont relâchés et que le champ astral de la personne est plus exposé.

Du point de vue ésotérique, ce type de parasite possède une intelligence limitée, mais une astuce vibratoire. Il sait comment se maintenir, ce dont il a besoin pour survivre et où se cacher dans le champ de l'hôte. Il ne s'agit pas d'une entité maligne au sens traditionnel, car il n'a pas d'agenda de méchanceté — sa seule motivation est la survie. Mais cela le rend encore plus dangereux, car il agira sans cesse pour garantir sa permanence, même si cela coûte la vie psychique, émotionnelle ou même physique de son hôte.

Combattre ce type de parasite exige une approche intégrale. La première mesure est l'identification. Des techniques comme le balayage médiumnique, la lecture énergétique avec des cristaux, l'utilisation de la radiesthésie ou les séances d'apométrie sont efficaces pour localiser les points de fixation. Une fois identifié, le processus de nettoyage doit être initié. Les nettoyages spirituels avec des herbes, des cristaux, des bains de décharge et des fumigations sont efficaces pour déloger l'entité des points d'ancrage. Les passes magnétiques, l'application de reiki, les prières spécifiques et les commandes apométriques sont des ressources importantes dans le processus d'extraction vibratoire du parasite.

Cependant, aucun nettoyage externe ne sera durable si le champ vibratoire de la personne n'est pas réajusté intérieurement. Le parasite ne trouve refuge que là où il y a résonance avec la douleur, la peur, la haine, la culpabilité et la négation. C'est pourquoi le processus de guérison passe obligatoirement par une plongée dans la connaissance de soi. Les thérapies régressives, les constellations familiales, la psychothérapie, les méditations profondes et les pratiques de pardon sont des outils précieux pour panser les blessures qui alimentent le parasite. L'objectif est d'éliminer les "aliments vibratoires" qui le soutiennent, en coupant sa source d'énergie.

De plus, il est nécessaire de sceller les champs énergétiques, empêchant la réinsertion de l'entité ou la formation de nouveaux clones parasitaires. Les techniques de blindage énergétique avec visualisations, création de champs de lumière, utilisation de mantras et de symboles sacrés, ainsi que la consécration d'amulettes personnelles, aident à maintenir l'aura intègre et inaccessible. Le maintien d'une vibration élevée par des pratiques spirituelles régulières, la gratitude, le contact avec la nature et une bonne alimentation énergétique (incluant musique, lectures et convivialité saine) complète le processus de protection.

Il est fondamental de se rappeler que tout parasite astral est aussi un miroir de quelque chose qui n'a pas été regardé. Il se forme à partir de ce qui a été refoulé, rejeté ou ignoré au sein de la psyché elle-même. Au lieu de simplement expulser, il faut comprendre. Le véritable exorcisme est la lumière de la conscience. Lorsque nous devenons entiers, ce qui est fragment ne trouve plus où se fixer. Lorsque nous nous aimons profondément, ce qui est ombre ne trouve pas de brèche pour agir. Et lorsque nous nous alignons avec notre vérité la plus intime, ce qui est dissonant ne résonne tout simplement pas.

Le clone astral parasitaire est donc une opportunité extrême d'éveil. Il montre avec brutalité où nous sommes déconnectés de notre essence. Il appartient à chacun de regarder cette partie de soi — ou de son histoire — avec courage, compassion et désir sincère de guérison. Car c'est seulement ainsi, en illuminant ce qui a été créé dans l'ombre, que la liberté véritable s'établit. Et l'être retourne à son centre, libre de parasites, complet en lui-même, maître absolu de sa propre lumière.

Chapitre 18
Signes Physiques

L'interaction entre le corps physique et les champs énergétiques plus subtils révèle une intelligence profonde et sensible, où chaque perturbation vibratoire se reflète comme un signal organique, souvent ignoré par l'esprit rationnel. Lorsqu'un clone astral atteint le stade parasitaire, son action ne reste pas limitée aux domaines invisibles — elle s'infiltre dans la structure corporelle et interfère directement avec la vitalité de l'organisme. Le corps, en percevant cette interférence, commence à émettre des alertes sous forme de symptômes qui défient la logique médicale traditionnelle.

De tels signes ne sont pas des manifestations isolées, mais des réponses intégrées à une réalité plus large, dans laquelle l'être humain est à la fois matière et énergie, corps et esprit. En agissant sur le champ vital, le clone astral déséquilibre le flux de force essentielle, créant des brèches par lesquelles s'installe une usure physique continue. Cette usure ne se produit pas de manière uniforme ou superficielle ; elle se manifeste avec des caractéristiques spécifiques qui dénoncent l'origine extra-physique du problème.

Le corps commence à opérer dans un état de compensation permanente, tentant d'équilibrer les déficits créés par l'action drainante du clone. Dans cette tentative d'autorégulation, apparaissent des symptômes persistants comme une fatigue inexplicable, des troubles métaboliques, des altérations du rythme du sommeil et une série d'inconforts que les examens cliniques conventionnels ne parviennent pas à expliquer. Le champ subtil, surchargé, se répercute sur les systèmes corporels — notamment les plus sensibles à l'énergie, comme les systèmes nerveux, endocrinien et immunitaire —, rendant l'individu plus vulnérable aux maladies et aux états de confusion mentale.

Les signes physiques sont donc la dernière couche d'un processus qui commence dans les plans supérieurs de l'existence, où l'influence du clone agit de manière quasi imperceptible, mais dévastatrice à long terme. En reconnaissant que ces symptômes n'apparaissent pas par hasard, mais comme l'expression d'une interférence énergétique intelligente et persistante, on élargit la possibilité d'une guérison véritable. Le corps n'est pas seulement une victime passive de ces forces, mais un allié qui communique, avertit et oriente. Chaque douleur sans explication, chaque sensation de poids, chaque altération inexplicable des cycles naturels de l'organisme est une invitation à la connaissance de soi et à l'investigation spirituelle.

Envisager ces signes comme un langage symbolique — et non seulement comme des troubles à supprimer — permet d'accéder aux causes profondes du déséquilibre, ouvrant la voie à une restauration intégrale qui va au-delà du soulagement des symptômes. Ainsi, comprendre les signes physiques de la présence d'un clone astral est, avant tout, un exercice d'écoute interne, de lecture subtile de son propre temple corporel, qui réclame une reconnexion avec sa source originelle de lumière et de vitalité.

Le premier signe, et peut-être le plus commun, est la fatigue chronique. Cette fatigue ne cède pas au repos. Même après de longues nuits de sommeil, la personne se réveille en se sentant plus épuisée qu'en se couchant. C'est comme si quelque chose lui drainait sa force vitale pendant la nuit — et en fait, c'est exactement ce qui se passe. L'action du clone, surtout lorsque la conscience est dédoublée pendant le sommeil, intensifie son alimentation énergétique, utilisant l'énergie de l'original pour rester actif. Le corps, quant à lui, sans recevoir la recharge énergétique naturelle du repos, commence à fonctionner en déficit, générant un état d'épuisement permanent.

Une autre manifestation récurrente concerne les altérations inexplicables de poids. Certaines personnes rapportent une perte de poids accélérée sans changement de régime alimentaire ou de routine physique, tandis que d'autres prennent du poids même avec une alimentation contrôlée. Ces extrêmes indiquent des déséquilibres dans le métabolisme énergétique du corps, fruit de l'interférence du clone. Le système endocrinien, qui régule les glandes et les hormones, est particulièrement sensible à l'action de champs subtils disharmonieux. Lorsqu'il est constamment bombardé par des fréquences déformées provenant d'un double parasitaire, il entre en dysfonctionnement, provoquant des réactions en chaîne qui s'expriment par le gain ou la perte abrupte de masse corporelle.

La pâleur soudaine, les cernes profonds et l'apparence d'usure physique sont d'autres signes visibles. Le clone astral, en aspirant l'énergie vitale, compromet le flux pranique — le champ d'énergie subtile qui imprègne les systèmes corporels. La peau perd son éclat, les yeux semblent éteints, et il y a une perte générale du tonus physique. Même chez les jeunes, il est possible d'observer un visage vieilli ou abattu, comme si quelque chose les consumait de l'intérieur. C'est comme si l'ombre du clone se projetait sur le visage, lui conférant un aspect terne, dépourvu d'étincelle vitale.

Les sensations localisées dans le corps sont également fréquentes. Beaucoup rapportent une douleur ou un poids dans la nuque et les épaules, indiquant une surcharge énergétique ou une présence parasitaire dans cette région. Le centre coronal (sommet de la tête) et le centre de la nuque (chakra de la moelle) sont des lieux d'accès utilisés par les entités astrales pour insérer des commandes ou établir des connexions vibratoires. Lorsque le clone agit là, il est courant que la personne expérimente des maux de tête récurrents, des bourdonnements d'oreilles ou une pression sur le front. D'autres décrivent un froid constant dans une partie spécifique du corps, généralement associé à l'endroit où le clone a ancré une partie de sa présence.

Dans certaines situations, apparaissent des symptômes similaires à ceux de maladies physiques, mais qui ne sont pas confirmés par des examens cliniques. La personne peut présenter des palpitations, une transpiration excessive, des fourmillements dans les membres, des vertiges et même des symptômes d'attaque de panique, sans qu'il y ait d'origine médicale identifiable. Ces épisodes sont normalement précédés ou suivis de rêves vifs avec des persécutions, des environnements sombres ou des rencontres avec des figures menaçantes. Ces rêves ne sont pas seulement des produits de l'imagination : ce sont des mémoires astrales d'interactions avec le clone ou avec des entités qui lui sont associées.

L'interférence avec le sommeil, d'ailleurs, est l'un des signes physiques les plus directs de l'action d'un clone astral. La personne peut souffrir d'insomnie inexplicable, se réveillant plusieurs fois pendant la nuit sans motif apparent. Ou alors, sentir comme si elle était tirée hors de son corps, se réveillant en sursaut ou avec une sensation de chute. Dans des états de parasitisme plus avancés, on rapporte des cas de paralysie du sommeil — une condition où l'esprit se réveille, mais le corps reste immobile, souvent accompagnée de la sensation d'une présence dans la chambre. À ces moments, le clone s'approche ou tente même de reprendre le contrôle du champ énergétique de la victime.

Des cas plus intenses incluent des manifestations visibles par des tiers. Les histoires de bilocation involontaire — lorsqu'une personne est vue à deux endroits en même temps — sont des récits anciens et documentés. L'un des plus célèbres est celui de la professeure française Émilie Sagée, qui, au milieu du XIXe siècle, était fréquemment vue en double par ses élèves et collègues. Alors qu'elle enseignait en classe, une copie exacte d'elle apparaissait réalisant les mêmes gestes ou se tenant silencieusement dans un autre coin de la salle. Après de tels événements, Émilie devenait extrêmement affaiblie, comme si sa vitalité avait été drainée par le clone en action. Ce type de phénomène, bien que rare, illustre avec précision comment le clone peut acquérir suffisamment d'autonomie pour interagir partiellement avec le monde physique.

La sensibilité cutanée peut également être altérée. Certains rapportent des démangeaisons sans cause, la sensation que quelque chose marche sous la peau, des fourmillements ou des frissons constants dans certaines régions du corps, même dans des environnements chauds. Ces signes sont interprétés par de nombreux thérapeutes spirituels comme des manifestations de la présence éthérique d'un être qui s'est installé dans le champ bioénergétique. Le clone, étant une forme hautement syntonisée avec la vibration de l'hôte lui-même, n'a pas besoin de beaucoup pour provoquer des sensations tactiles — il suffit d'une oscillation émotionnelle ou d'une pensée négative pour que son action s'intensifie.

Le système immunitaire souffre également du drainage énergétique. Une personne sous l'influence d'un clone parasitaire peut tomber malade plus fréquemment, présenter des difficultés de récupération ou développer des tableaux de faible immunité même sans antécédents cliniques. Le corps, dépourvu de la vitalité spirituelle qui renforce normalement sa défense, devient vulnérable aux envahisseurs physiques. C'est la matérialisation du principe ésotérique selon lequel tout déséquilibre commence dans les plans subtils et ne se manifeste qu'ensuite dans le corps physique.

Il n'est pas rare que le clone puisse se manifester par des phénomènes externes, mais liés au corps. Des miroirs qui s'assombrissent en sa présence, des reflets qui semblent bouger avec retard, des ombres qui surgissent dans le champ de vision périphérique, des bruits étranges venant de la chambre pendant la nuit — ce sont des événements rapportés fréquemment par ceux qui vivent avec des clones astraux avancés. Ces phénomènes ne sont pas des délires ou des hallucinations isolées, mais des signes que l'action du clone atteint le seuil entre le subtil et le dense.

Lorsque le corps physique commence à manifester clairement l'influence du clone, c'est signe que le processus astral est déjà à un stade avancé. Cela exige une intervention urgente et intégrale. La simple recherche d'un soulagement physique ne sera pas suffisante — il est nécessaire d'aller à la racine spirituelle du problème. Les symptômes physiques ne sont que le reflet d'un combat plus profond, mené sur le plan énergétique, et ce n'est qu'en remportant ce combat que le corps pourra se régénérer.

La sagesse antique affirmait déjà que le corps est le temple de l'esprit. Et en tant que tel, il réagit à toute présence étrangère qui voudrait s'installer sans permission. La douleur, l'épuisement, les troubles sont les cloches de ce temple, alertant qu'il y a un envahisseur, un désajustement, une présence qui n'appartient pas. Écouter ces cloches avec attention est le premier pas pour reprendre la souveraineté sur le corps et l'âme. Et une fois identifiée la cause invisible, il est possible alors d'initier le processus de purification et de libération, récupérant la santé comme expression naturelle de l'harmonie intérieure.

Chapitre 19
Signes Psychiques

Le domaine psychique, par sa nature même invisible et subjective, devint le champ le plus vulnérable à l'action subtile d'intelligences parasitaires comme les clones astraux. Il n'y a pas de résistance plus fragile que celle qui se croit protégée par la familiarité de ses propres pensées. Lorsqu'un clone astral s'insère dans ce territoire, il le fait avec une maîtrise déguisée, utilisant la signature vibratoire de la conscience originelle pour manipuler l'esprit de l'intérieur. Le processus n'est pas perçu comme une invasion, mais comme un dérèglement interne, comme si quelque chose n'allait pas "bien" avec la personne elle-même — pensée qui, d'ailleurs, est renforcée par le clone lui-même comme stratégie pour miner la confiance et le sens de l'identité de l'hôte.

C'est dans ce scénario que les signes psychiques émergent, non comme des éclairs externes de trouble, mais comme des altérations subtiles dans le flux mental, émotionnel et perceptif de la personne, qui s'intensifient à mesure que la présence parasitaire se consolide. Initialement, les altérations peuvent se manifester sous forme de confusion mentale légère, de pertes de concentration et de manque de clarté dans les tâches quotidiennes. Ces signes, lorsqu'ils sont récurrents et sans explication pratique, indiquent déjà que le flux d'énergie psychique est intercepté. Avec l'avancée de l'action du clone, apparaissent des pensées autodépréciatives, des sensations d'inadéquation, une peur injustifiée et des épisodes d'angoisse profonde, sans cause directe.

Ces contenus mentaux ne sont pas créés par l'individu, mais plutôt réactivés et amplifiés par la fréquence vibratoire du clone, qui agit comme un catalyseur de tout ce qui est refoulé, non résolu ou en déséquilibre dans le champ psychique. La sensation qu'il y a une "présence interne" influençant les décisions, attitudes ou émotions est une alerte importante, bien que souvent ignorée par crainte de paraître irrationnel. Pourtant, c'est justement à ce point que le clone agit le plus : dans la zone aveugle de l'esprit, où le doute et la peur s'entremêlent avec l'illusion de contrôle.

À mesure que le clone se renforce, la structure émotionnelle commence à présenter une instabilité évidente. Des oscillations d'humeur sans justification concrète, une difficulté à se maintenir dans des états vibratoires élevés, une sensation de distanciation par rapport à sa propre essence et une perte de la capacité à s'émouvoir véritablement sont des indices que l'âme est progressivement encapsulée dans un voile psychique d'interférence. Ce voile empêche l'expansion de la conscience et la connexion avec les dimensions supérieures de l'être, isolant l'individu dans des schémas mentaux dense et répétitifs. Les pensées deviennent circulaires, revenant toujours aux mêmes peurs, frustrations et insécurités.

À ce stade, le clone n'influence plus seulement, mais occupe l'espace de la volonté, rendant difficiles les choix conscients et bloquant les initiatives transformatrices. L'être, alors, ne pense plus seulement ce qu'il ressent — il ressent ce que le clone l'induit à penser. Et cette inversion silencieuse est l'un des signes les plus dangereux de la domination psychique. La seule issue est de rompre ce cycle avec une conscience éveillée, en réactivant la souveraineté interne et en réintégrant les parties de l'esprit qui ont été séquestrées par cette présence déguisée en familiarité.

Les signes psychiques indiquant qu'un clone astral est actif et interfère dans l'esprit de quelqu'un ne suivent pas une logique cartésienne. Ils se révèlent comme des ruptures de schémas, des ruptures du comportement habituel, des fissures dans la perception de soi. L'une des manifestations les plus subtiles, mais aussi les plus graves, est la sensation d'altérité : l'individu sent, à certains moments, qu'il y a "quelqu'un d'autre" en lui. Il ne s'agit pas d'une hallucination littérale, mais d'une perception ténue que pensées et sentiments surgissent de manière autonome, comme s'ils étaient murmurés par une conscience parallèle. Ce type d'expérience est fréquemment ignoré ou rationalisé, mais représente l'un des signes les plus clairs qu'il y a un second centre de volonté opérant en syntonie avec l'original.

Outre cette sensation d'altérité, il y a les pensées intrusives. Celles-ci se manifestent comme des idées soudaines, souvent violentes, dépressives ou autodépréciatives, qui surgissent sans cause apparente et qui ne correspondent pas au profil émotionnel de la personne. Un individu calme peut être pris de crises de colère inexplicables ; une personne optimiste peut plonger dans des états de mélancolie profonde sans raison ; quelqu'un d'aimant peut soudainement ressentir de la haine envers ses proches. De telles impulsions ne sont pas le fruit d'un trouble mental au sens clinique, mais plutôt le reflet vibratoire de l'action du clone astral, qui projette sur l'esprit de la victime les schémas énergétiques à partir desquels il a été créé.

Le clone, surtout lorsqu'il provient d'émotions refoulées ou de traumatismes non résolus, porte en lui une fréquence qui magnétise des expériences similaires. Il attire des pensées et des émotions congruentes avec sa nature. Ainsi, s'il a été généré à partir de la peur, il instigue continuellement des situations mentales d'insécurité, de phobies ou de catastrophisme. S'il a émergé de la colère refoulée, il pousse l'individu vers des états d'agressivité passive, de ressentiment et de comportement explosif. Le plus dangereux est que, comme ces émotions étaient déjà latentes dans la psyché de l'hôte, leur expression se fait de manière "naturelle", rendant difficile la perception qu'il y a un agent externe agissant derrière la répétition de ces schémas.

Les rêves subissent également une interférence directe du clone astral. En général, les récits font état de rêves au contenu répétitif, de scénarios sombres, de présences menaçantes ou de versions déformées du rêveur lui-même. Un motif courant dans ces rêves est la rencontre avec un "jumeau sombre" — une copie de l'individu lui-même qui le poursuit, le défie ou l'observe avec un regard de jugement. Dans d'autres cas, le clone se manifeste comme une figure qui prend la forme du rêveur et agit à sa place, prenant fréquemment des décisions erronées ou préjudiciables. Ce que beaucoup ne comprennent pas, c'est que ces rêves ne sont pas seulement symboliques : ils représentent l'activité réelle du clone pendant le sommeil, moment où le champ de défense psychique est naturellement plus ouvert.

Un autre indice puissant de la présence d'un clone astral est la difficulté croissante à maintenir des pensées positives et constructives. L'esprit semble être séquestré par un brouillard de négativité, rendant ardu l'exercice de la prière, de la concentration et de la méditation. La victime essaie de s'élever spirituellement, mais se sent bientôt dispersée, fatiguée ou envahie par des doutes. Cela se produit parce que le clone agit directement sur les centres psychiques supérieurs, tentant d'empêcher l'accès de la conscience à des états de vibration plus élevée. Plus la pensée est élevée, plus elle menace l'existence du clone, qui dépend des fréquences denses pour continuer d'exister.

L'instabilité émotionnelle, avec des changements brusques d'humeur, est un autre signe évident. En une seule journée, la personne peut osciller entre euphorie et tristesse, espoir et désespoir, enthousiasme et léthargie. Ces fluctuations n'ont pas de relation avec des événements concrets et sont, la plupart du temps, incomprises même par les personnes concernées. Ceux qui vivent avec ces personnes notent fréquemment ces altérations comme des comportements "étranges" ou "hors du commun", générant conflits et isolement social. L'isolement, d'ailleurs, est une conséquence directe de l'action du clone, qui se nourrit de la déconnexion émotionnelle et de l'affaiblissement des liens affectifs de l'hôte.

La mémoire peut également être affectée. Petits lapsus, oublis fréquents, confusion de dates ou même perte temporaire de la notion du temps sont courants. Dans les cas plus graves, on rapporte des épisodes dissociatifs, au cours desquels la personne accomplit des actions dont elle ne se souvient pas clairement par la suite. Il ne s'agit pas d'amnésie médicale, mais de moments où le clone prend partiellement le contrôle des décisions ou interfère directement dans la perception de la réalité. Ces brèches dans la mémoire sont dangereuses, car elles indiquent une érosion progressive de la souveraineté psychique de la personne sur son propre esprit.

L'intuition est également affectée négativement. Les personnes qui avaient auparavant une sensibilité aiguë pour percevoir les environnements, capter les vibrations ou recevoir des insights, commencent à se sentir "déconnectées" ou "coupées". Cette désensibilisation n'est pas naturelle — elle est provoquée par le champ du clone, qui interfère avec les canaux supérieurs de perception subtile. En conséquence, la victime perd la capacité de percevoir les dangers énergétiques, devient plus susceptible aux pièges spirituels et s'éloigne des connexions avec ses mentors ou guides spirituels. En d'autres termes, le clone crée un blindage inversé : au lieu de protéger, il isole, réduit au silence et obscurcit la lumière intérieure.

Souvent, la personne affectée développe un vocabulaire interne d'autosabotage. Des phrases comme "je ne suis pas capable", "je n'y arriverai pas", "tout va mal pour moi" commencent à faire partie du répertoire mental quotidien. Ce type de discours interne, bien qu'il semble seulement psychologique, est fréquemment induit vibratoirement par le clone. Il fait écho à ces phrases dans l'esprit de l'hôte, alimentant un cycle d'impuissance et de dévalorisation qui l'empêche de réagir. C'est comme si le clone lui-même, en s'installant comme voix interne, façonnait une nouvelle personnalité négative, qui se superpose à l'essence véritable de la personne.

Peut-être le signe psychique le plus subtil et dévastateur est-il le vidage progressif du sens de la vie. La personne ne ressent plus de plaisir dans les activités qui la réjouissaient auparavant. L'enthousiasme disparaît, les projets perdent leur importance, et l'existence semble se réduire à un automatisme grisâtre. Cet état d'apathie profonde, souvent confondu avec la dépression, est l'indice que le clone est aux commandes depuis longtemps, drainant non seulement l'énergie, mais aussi le but de l'âme. L'être entre dans un mode de survie psychique, où il ne fait que suivre des routines, mais ne vit pas réellement.

Reconnaître ces signes est essentiel. Ils ne doivent être ni ignorés ni traités uniquement avec des médicaments ou des thérapies conventionnelles, bien que celles-ci puissent être utiles en soutien. La clé est de comprendre que, derrière ces manifestations mentales et émotionnelles, il existe une entité subtile agissant — une entité qui doit être détectée, affrontée et dissoute avec conscience, volonté et lumière. Car l'esprit, tout comme le corps et l'âme, est un temple sacré. Et aucun envahisseur, même s'il se déguise en partie de l'être lui-même, ne peut rester là où règnent clarté, fermeté et vérité.

Chapitre 20
Détection Spirituelle

La reconnaissance de présences subtiles qui influencent la réalité personnelle demande un type spécifique de perception : celle qui transcende les sens communs et s'ancre dans l'écoute de l'invisible. Détecter un clone astral, surtout lorsque celui-ci s'est logé de manière profonde et silencieuse dans le champ énergétique de quelqu'un, exige l'activation de facultés spirituelles capables de percevoir ce qui ne peut être touché, mais qui, malgré tout, laisse des marques nettes dans la vie quotidienne. Le processus ne commence pas, comme beaucoup l'imaginent, par un diagnostic externe.

Avant cela, il surgit comme un inconfort interne, une intuition insistante que quelque chose est en désordre — non pas dans le monde extérieur, mais dans le paysage intime de sa propre existence. Cet inconfort subtil, presque toujours rationalisé ou écarté, est en réalité l'un des premiers signes que l'âme perçoit le déséquilibre, même lorsque l'esprit tente encore de le nier. L'investigation spirituelle devient alors un instrument indispensable pour quiconque cherche à comprendre les causes invisibles de ses blocages, douleurs ou états émotionnels répétitifs.

Différente de l'approche thérapeutique traditionnelle, qui travaille avec les symptômes, l'investigation spirituelle plonge à la racine vibratoire du problème. Elle exige abandon, écoute et disposition à affronter ce qui a été projeté pour rester caché. Souvent, le clone astral ne se présente pas comme une entité claire ou menaçante. Il se cache sous l'apparence de la personnalité elle-même, déguisé en habitudes, en schémas émotionnels, en réactions automatiques.

Ce camouflage rend difficile son identification par des méthodes communes. Cependant, à mesure que la perception spirituelle s'approfondit, surgissent des images, des sensations et des messages qui révèlent la présence du double — que ce soit par des rêves récurrents, des pertes d'identité, ou des visions symboliques pendant des états altérés de conscience. Le regard spirituel entraîné, comme celui des médiums, des thérapeutes énergétiques ou des travailleurs de lignées spirituelles spécifiques, peut fonctionner comme un miroir amplifié de l'âme. Ces professionnels captent, à travers différentes techniques et sensibilités, des formes-pensées condensées, des zones de stagnation vibratoire, des distorsions dans le champ aurique et des présences liées par des cordons invisibles à l'énergie de la personne.

Cependant, même avant de chercher une aide externe, la personne elle-même peut devenir l'investigatrice d'elle-même. La connaissance de soi, alliée à la pratique de la méditation, de la prière consciente et du nettoyage énergétique régulier, commence à ouvrir les rideaux internes où le clone a l'habitude d'opérer. La perception commence à changer. Ce qui n'était auparavant que fatigue, tristesse ou anxiété, commence à être compris comme une interférence. Ce qui était autrefois confondu avec des traits de personnalité se révèle être des impositions subtiles d'un "autre moi". Cette reconnaissance est transformatrice, car elle initie un nouveau cycle : celui de la responsabilité consciente sur sa propre lumière, sa propre ombre et tout ce qui habite l'espace entre elles.

Pour beaucoup, le premier pas vers la détection est l'auto-observation. L'individu, en ressentant les signes physiques et psychiques décrits précédemment, commence à intuiter que quelque chose dans sa vie est influencé par une force qui n'est pas entièrement sienne. À ce stade, l'intuition joue un rôle précieux : elle murmure qu'il existe un élément étranger, qu'il y a quelque chose "hors de sa place" dans son expérience quotidienne. Cette méfiance est le point de départ. Cependant, la confirmation qu'il s'agit d'un clone astral requiert des instruments plus affinés, capables de sonder les couches cachées de l'être.

Les médiums clairvoyants, les sensitifs et les thérapeutes spirituels sont les premiers alliés dans ce voyage. La clairvoyance est la faculté de voir au-delà du monde physique — et c'est précisément à travers elle que de nombreux clones astraux sont perçus. Lors de consultations énergétiques, comme celles réalisées dans les centres spiritualistes, les maisons d'apométrie ou les cliniques ésotériques, le médium expérimenté peut identifier la présence d'une forme subtile attachée au champ de la personne. Cette forme apparaît souvent comme une silhouette de la personne elle-même, collée à son aura ou positionnée juste derrière le corps physique. Le médium, en décrivant cette image, parle fréquemment d'un "sosie", d'un "double" ou d'une "ombre à forme humaine" qui accompagne le patient. De tels récits, bien que symboliques, reflètent avec précision la présence du clone astral.

D'autres professionnels utilisent des techniques spécifiques pour cette détection. La radiesthésie, par exemple, est largement employée. Avec l'utilisation de pendules ou d'auramètres, le thérapeute vérifie le champ vibratoire de l'individu, détectant des zones de blocage, de déséquilibre ou de superposition énergétique. Lorsqu'il y a un clone astral actif, le pendule a tendance à osciller de manière irrégulière ou à indiquer une polarité énergétique anormale. Dans certains cas, il est même possible de cartographier l'emplacement du clone dans le champ aurique de la personne : sur la tête, dans le dos, sur le côté gauche ou droit, selon la manière dont sa formation et son attachement se sont produits.

La photographie Kirlian, bien qu'encore considérée comme controversée du point de vue académique, est un autre outil utilisé par les thérapeutes spirituels. Cette technique capture l'irradiation énergétique du corps et, à certaines occasions, révèle des motifs inhabituels de lumière autour du sujet, comme s'il y avait des duplications ou des ombres attachées à l'aura principale. Certains enregistrements montrent une seconde silhouette, plus ténue, superposée au corps de l'individu. Ces signes visuels, interprétés par des spécialistes, peuvent indiquer la présence d'une forme dupliquée, dont l'origine est astrale.

Dans le domaine des rêves et de la projection de la conscience, la détection du clone astral prend des contours encore plus fascinants. Les individus qui pratiquent le dédoublement astral conscient, c'est-à-dire qui parviennent à sortir du corps physique pendant le sommeil ou par des techniques méditatives, se retrouvent parfois face à leur propre image à distance. Cette vision n'est ni une métaphore ni une hallucination : il s'agit, très probablement, de la rencontre avec leur propre clone. Certains décrivent ces expériences avec étonnement : ils voient une figure identique à eux-mêmes, mais qui agit de manière étrange, marche dans des lieux sombres ou les observe avec froideur. Ces rencontres sont révélatrices. Le pratiquant éveillé reconnaît qu'il existe un autre "moi" qui agit avec autonomie, indiquant qu'une partie de son énergie psychique s'est dédoublée et a pris vie propre.

Les groupes spiritualistes spécialisés, comme ceux d'apométrie, offrent des approches plus structurées pour la détection des clones astraux. L'apométrie est une technique qui combine passes magnétiques, comptage rythmique et commande mentale pour dédoubler les corps subtils et accéder directement aux plans spirituels. Lors d'une séance apométrique, les médiums se projettent pour investiguer le champ énergétique du patient sous la direction de mentors spirituels. Dans ces investigations, les clones sont fréquemment localisés cachés dans des sous-plans astraux, liés au consultant par des cordons énergétiques. Les récits des médiums décrivent ces formes avec des détails surprenants : certaines sont complètement similaires au patient, tandis que d'autres sont déformées, avec des traits de souffrance, de colère ou de tristesse — reflétant le type d'énergie qui leur a donné naissance.

Il est important de souligner que, parfois, le clone astral n'apparaît pas comme une figure complète. Dans de nombreux cas, il est identifié comme un fragment de l'âme même du patient, une partie émotionnelle traumatisée qui s'est détachée et a commencé à agir comme une entité semi-indépendante. Ces formes, vues par les médiums ou perçues par les sensitifs, sont décrites comme des "enfants intérieurs blessés", des "doubles pleureurs" ou des "fragments de douleur". Leur détection exige une sensibilité émotionnelle et une capacité de communication spirituelle, car souvent ces fragments doivent être accueillis, compris et réintégrés à la totalité de la conscience, plutôt que d'être simplement bannis.

Certaines personnes, même sans dons médiumniques développés, rapportent percevoir clairement la présence du clone. Elles le ressentent comme une ombre qui les accompagne, une voix qui n'est pas la leur, une sensation d'être observées constamment. Cette perception, bien qu'elle ne soit pas une "preuve" au sens traditionnel, est une évidence subjective très significative. La spiritualité, après tout, n'opère pas selon les critères du laboratoire, mais selon les lois de la vibration et de la conscience. Lorsque l'individu ressent de manière insistante qu'il y a quelque chose en plus, quelque chose qui échappe à sa raison mais qui est clairement présent dans sa vie intérieure, il doit faire confiance à cet instinct et chercher de l'aide.

C'est à ce point que la foi et la connaissance spirituelle cheminent côte à côte. La reconnaissance d'un clone astral ne se fait pas par imposition externe, mais par l'ouverture de l'âme à la vérité. Chaque symptôme physique, chaque pensée étrange, chaque rêve répétitif compose une mosaïque d'indices. Et lorsque le tableau se complète, la conscience s'éveille. La personne perçoit qu'elle n'imagine pas, qu'elle n'est pas folle, qu'elle n'est pas seule. Il y a bien une présence. Il y a un reflet d'elle marchant à côté, un être né d'elle, mais qui doit maintenant être réintégré, dissous ou libéré.

La détection spirituelle est donc un processus d'illumination interne. C'est le moment où la lumière de la vérité pénètre les couches cachées de l'existence et révèle ce qui était caché. Détecter un clone astral, c'est comme allumer une lanterne dans une pièce sombre : la forme apparaît, les contours se révèlent, et la peur se dissipe. Car le plus grand pouvoir du clone réside dans l'ignorance — et sa plus grande faiblesse, dans la conscience. Lorsque l'être humain regarde à l'intérieur et reconnaît son ombre, elle perd sa domination. Et c'est alors que commence le véritable processus de guérison.

Chapitre 21
Préparation Initiale

La présence d'un clone astral représente plus qu'une simple anomalie énergétique : elle est le reflet d'une interaction complexe entre aspects refoulés de la psyché, fragments émotionnels non intégrés et schémas vibratoires qui se perpétuent dans l'inconscient. La constatation de son existence révèle une fissure subtile, mais profonde, dans la structure énergétique de l'individu, pointant vers la nécessité urgente d'une réorganisation interne. Il ne s'agit pas d'un problème isolé, mais de la manifestation de déséquilibres accumulés au fil du temps, qui exigent une confrontation consciente et structurée.

L'approche efficace de cette réalité commence par la préparation personnelle à plusieurs niveaux — spirituel, émotionnel, mental et physique — reconnaissant que le processus de libération d'un clone astral est, avant tout, un processus de restauration intégrale de l'être. Cette préparation commence par la compréhension que le champ énergétique d'une personne agit comme un miroir de sa vie intérieure. Tout ce qui est cultivé dans l'esprit et dans le cœur résonne dans ce champ, qui, à son tour, influence directement la réalité expérimentée.

Lorsque le clone astral se manifeste, il dénonce une fréquence qui a été maintenue active assez longtemps pour se condenser en une forme autonome, bien que dépendante de l'hôte. Cette forme n'est pas apparue par hasard : elle a été nourrie, consciemment ou inconsciemment, par des douleurs non résolues, des schémas émotionnels cristallisés et des habitudes qui déforment le flux naturel de l'énergie. Par conséquent, avant toute tentative de rupture, il est impératif de renforcer la connexion avec le moi supérieur, d'élargir la lucidité intérieure et de restaurer l'alignement vibratoire avec les forces de la lumière, afin que la fragmentation cède la place à l'intégration.

Ce processus préparatoire demande un engagement profond envers son propre processus de guérison. Il ne suffit pas d'acquérir des connaissances théoriques ou de réaliser des pratiques superficielles. Il est nécessaire de plonger avec honnêteté dans les couches les plus cachées de la conscience, de récupérer des parties de l'âme laissées derrière, d'assumer la responsabilité des créations internes et d'initier une réforme intime basée sur des valeurs élevées. La préparation exige constance, abandon et sensibilité pour percevoir les signes subtils indiquant progrès ou résistance. C'est dans ce scénario que se construit la fondation vibratoire indispensable pour affronter le clone non pas comme un ennemi à exterminer, mais comme une création à comprendre, transcender et, finalement, libérer.

Cette préparation initiale est plus qu'un protocole ; c'est la reconnaissance que le champ spirituel doit être renforcé, protégé et assaini avant de tenter de couper le lien avec une entité qui, même étant une projection de l'être lui-même, a développé des instincts de survie et, dans de nombreux cas, de la résistance. Le clone astral, notamment ceux façonnés par des traumatismes, des dépendances émotionnelles ou des énergies denses, agit comme une créature vivante : il ressent, pense et, dans une certaine mesure, lutte pour maintenir son existence. Rompre avec lui sans préparation adéquate peut générer des déséquilibres plus profonds, des rechutes ou des réactions intenses qui échappent au contrôle du praticien.

Le premier pas dans cette préparation consiste à établir un état intérieur de vigilance constante. Cela implique une observation attentive de ses propres pensées, émotions et comportements, sans jugement, mais avec la ferme intention de comprendre quels schémas mentaux alimentent ou renforcent la présence du clone. Cet exercice est similaire à la surveillance d'un jardin où poussent des mauvaises herbes : il ne suffit pas de les arracher — il est nécessaire de comprendre comment elles se forment, d'où viennent leurs racines, et ce qui les nourrit. L'esprit, lorsqu'il est inattentif, est un sol fertile pour la répétition de vieux schémas. Le clone, comme extension de ces schémas, se renforce dans la routine inconsciente.

Simultanément, il est essentiel d'élever sa vibration personnelle. Le clone astral ne survit que dans des plages vibratoires plus basses, se nourrissant de peur, de colère, de ressentiment, de culpabilité ou de tout autre état qui fragilise le champ aurique et réduit la fréquence énergétique. Il se nourrit de la douleur émotionnelle qui traîne sans solution, des rancœurs jamais guéries, des pensées récurrentes qui sabotent la foi et l'estime de soi. Il existe là où il y a stagnation et obscurité. C'est pourquoi l'élévation vibratoire est un mouvement de libération. Lire des textes spirituels élevés, pratiquer le silence intérieur, écouter des musiques harmoniques, méditer, prier, être en contact avec la nature et faire le bien — tout cela sont des moyens de se reconnecter à ce qu'il y a de plus lumineux en soi et d'affaiblir, peu à peu, la densité qui soutient le clone.

Prendre soin du corps fait également partie de la préparation. Le corps est l'instrument de manifestation de l'âme, et toute pratique spirituelle qui l'exclut est incomplète. Une alimentation plus légère et naturelle, avec des aliments frais et vivants, favorise le nettoyage du champ énergétique. Éviter les excès, les boissons alcoolisées, les substances toxiques et les environnements chargés de négativité est également important. Certains maîtres spirituels recommandent même des jeûnes courts et conscients — non comme une punition, mais comme un exercice de maîtrise des impulsions et de purification physique. L'ingestion d'eau fluidifiée, consacrée par des prières et des intentions élevées, est aussi une pratique traditionnelle pour préparer l'organisme et le champ subtil.

Pendant cette période préparatoire, la protection du sommeil doit être intensifiée. Comme le clone agit avec plus de liberté aux moments où le corps physique repose et où la conscience se dédouble, l'environnement de la chambre doit être transformé en un véritable sanctuaire vibratoire. Des encens de nettoyage, comme la sauge blanche, l'oliban ou la myrrhe, peuvent être utilisés avant de dormir. Des cristaux comme l'améthyste et la tourmaline noire peuvent être placés sous l'oreiller ou à côté du lit. Prier avant de dormir, demandant soutien et protection, est plus qu'une tradition religieuse : c'est un acte énergétique puissant qui active des forces subtiles de défense. Visualiser une sphère de lumière dorée enveloppant tout le corps en se couchant est une technique simple et efficace pour maintenir éloignées les présences indésirables pendant le sommeil.

L'environnement externe doit également être préparé. Il est nécessaire de nettoyer la maison, tant physiquement qu'énergétiquement. Une maison sale, désordonnée, sombre et étouffante tend à accumuler des formes-pensées, des larves astrales et autres miasmes qui, inconsciemment, renforcent l'action du clone. Organiser les espaces, ouvrir les fenêtres, laisser entrer le soleil, se défaire des objets cassés ou porteurs de mémoires douloureuses sont des attitudes symboliques et pratiques qui transforment le champ énergétique de la résidence. De plus, on peut utiliser des fumigations avec des herbes, de l'eau salée dans les coins et des mantras ou chants sacrés jouant à faible volume dans les environnements les plus denses.

Pendant cette période, il est également recommandé d'écrire. Oui, écrire. Enregistrer pensées, émotions, rêves, schémas récurrents. Ce journal spirituel servira de miroir de l'âme, révélant ce que le discours conscient ignore souvent. On peut même écrire des lettres au clone — non avec rancœur, mais avec l'intention de se comprendre. Lui dire ce qu'il représente, pourquoi il a été créé, ce qui a provoqué sa formation et comment le moment est venu de le libérer. Écrire pour guérir. Écrire pour révéler ce qui était caché. L'écriture est un outil puissant d'auto-transformation, car en nommant ce que l'on ressent, on enlève la force à l'ombre.

Un autre point important dans cette préparation est l'engagement envers sa propre guérison. Affronter un clone astral, c'est s'affronter soi-même. Il ne sert à rien d'essayer de dissoudre le clone tout en continuant à répéter les mêmes comportements, à cultiver les mêmes ressentiments, à alimenter les mêmes peurs. Il faut désirer profondément la libération. Et ce désir ne peut être superficiel. Il doit naître du centre de l'âme, de la décision inébranlable de ne plus vivre en captivité énergétique. Cet engagement se traduit par des attitudes quotidiennes, de petits choix, des actes conscients qui, additionnés, créent la force nécessaire pour soutenir le processus de dissolution.

Il faut comprendre que cette préparation n'a pas de délai exact. Pour certains, une semaine suffit. Pour d'autres, cela peut prendre des mois. Chaque être porte une histoire, une vibration et une structure énergétique distinctes. Il n'y a pas d'urgence, car il ne s'agit pas d'une course contre la montre, mais d'un voyage vers l'intégrité. Et plus cette base préparatoire sera solide, plus le processus de séparation du clone sera efficace.

C'est comme affûter l'épée avant la bataille : il ne s'agit pas de crainte, mais de sagesse.

À la fin de cette phase, le champ énergétique sera plus propre, l'esprit plus serein, le cœur plus léger. L'ombre qui se cachait auparavant dans les recoins de l'inconscient commencera à devenir visible. Et l'être, fortifié, pourra alors entamer les pratiques visant à la dissolution définitive du clone astral — non avec peur ou hésitation, mais avec la certitude qu'il est prêt à reconquérir son espace sacré intérieur. La préparation n'est pas seulement le début : c'est la fondation sur laquelle toute la libération sera construite.

Chapitre 22
Nettoyage Spirituel

Le nettoyage spirituel émerge comme l'un des mouvements les plus profonds et transformateurs au sein du processus de libération de l'être. Après avoir consolidé une base interne ferme et élevée, l'individu se trouve apte à réaliser des interventions énergétiques qui non seulement éliminent les impuretés vibratoires, mais désagrègent également les fondations cachées qui soutiennent la présence du clone astral. Cette étape transcende les rituels superficiels ou les gestes automatisés : elle invite à la présence totale, à l'intention lucide et à l'engagement amoureux envers sa propre libération.

Chaque action réalisée dans ce contexte devient un acte sacré, car elle représente la réappropriation de l'espace intérieur qui, pendant longtemps, a été occupé par des formes déformées d'énergie, créées dans des moments de fragilité émotionnelle ou de déconnexion spirituelle. Ce processus demande un abandon conscient et le respect des lois subtiles qui régissent les champs spirituels. Le véritable nettoyage ne se produit que lorsqu'il y a un appel authentique à la lumière, lorsque l'être, dans son intégralité, désire renaître vibratoirement.

C'est dans cet état d'abandon que les pratiques gagnent en force : les herbes libèrent leur essence vivante, les cristaux amplifient leur fréquence, les sons sacrés résonnent comme des épées de lumière, et l'eau emporte ce qui ne sert plus au dessein de l'âme. Plus que de dissoudre la présence du clone, cette étape révèle à quel point l'être était souvent habitué à coexister avec sa propre ombre sans s'en rendre compte. Le nettoyage spirituel, dans ce contexte, agit comme un miroir, révélant ce qui doit être transmuté et offrant les outils pour que cela se produise avec clarté et fermeté.

En embrassant ce processus, le praticien commence à percevoir des changements subtils, mais profonds, dans sa perception, ses sentiments et la qualité de sa présence. La légèreté qui émerge n'est pas seulement physique — elle touche des dimensions plus élevées de la conscience, éveillant une nouvelle relation avec le corps, l'environnement et le sacré. Le nettoyage spirituel n'est donc pas un événement isolé, mais une reconnexion continue avec l'essence. Chaque couche de densité qui se dissout ouvre l'espace pour que la vérité intérieure fleurisse, éloignant le clone non par la violence, mais par la lumière — une lumière qui, une fois allumée, rend impossible la permanence de ce qui vit de l'obscurité.

Le nettoyage spirituel ne peut être fait de manière hâtive ou négligente. Il exige présence, intention ferme et ouverture de cœur. Chaque geste, chaque mot, chaque instrument utilisé doit être imprégné de conscience. Après tout, nous parlons d'un processus qui touche des couches vibratoires subtiles, où agissent formes-pensées, émotions cristallisées, fragments de douleur et connexions astrales. Dans ce scénario, le clone astral survit comme un parasite caché, se nourrissant de ce qui s'accumule sans être transformé. Par conséquent, l'objectif ici n'est pas seulement d'enlever la saleté, mais d'ouvrir la voie pour que la lumière circule et dissolve ce qui n'appartient pas à l'être.

L'une des formes les plus anciennes et efficaces pour initier le nettoyage spirituel est la fumigation avec des herbes. Depuis des temps immémoriaux, les plantes ont été reconnues comme des entités vivantes, dotées de propriétés vibratoires spécifiques. Brûler de la sauge blanche, du romarin, de la rue ou de la lavande, par exemple, n'est pas seulement une pratique d'aromathérapie — c'est un acte d'invocation des pouvoirs naturels de la purification. La fumée de ces herbes, lorsqu'elle est dirigée avec une intention claire, pénètre les pores invisibles de l'aura, rompant les liaisons denses, désagrégeant les larves astrales et créant un champ de protection temporaire. En fumigeant son propre corps, on doit faire des mouvements ascendants, du sol à la tête, en visualisant que toute énergie sombre est libérée et transmutée. Dans les environnements, on doit parcourir tous les coins, y compris sous les lits, derrière les portes, à l'intérieur des armoires. Les endroits sombres et confinés ont tendance à accumuler des entités et des formes stagnantes qui donnent un soutien vibratoire au clone.

Une autre pratique fondamentale est celle des bains de nettoyage énergétique. L'un des plus classiques consiste à préparer une infusion avec du gros sel, des feuilles de rue, de romarin et de basilic. Après le bain hygiénique habituel, ce mélange doit être versé du cou au bas du corps, jamais sur la tête, tout en faisant une prière silencieuse demandant que toute négativité soit emportée par les eaux. L'effet est immédiat : beaucoup rapportent une sensation de légèreté, de soulagement ou même un léger frisson — signe qu'il y a eu déplacement de charges denses. Il est important de ne pas sécher le corps avec une serviette après ce bain, mais de permettre à la peau de sécher naturellement, absorbant les propriétés de l'eau et des herbes.

Outre les bains et les fumigations, l'utilisation consciente de cristaux peut potentialiser le nettoyage spirituel. Des cristaux comme la tourmaline noire, l'obsidienne, l'améthyste et le quartz transparent possèdent des propriétés d'absorption, de transmutation et d'amplification énergétique. En les plaçant sur les chakras pendant une méditation, on crée un vortex de résonance qui aide à la dissolution des blocages énergétiques. La tourmaline, par exemple, est excellente pour le chakra racine, agissant comme une ancre qui expulse les vibrations nocives. L'améthyste, liée au chakra coronal, favorise la connexion avec les plans supérieurs et agit comme purificatrice mentale. Ces cristaux doivent être énergisés avant utilisation, de préférence avec de l'eau et du soleil, et programmés avec l'intention spécifique de nettoyage et de protection.

Le pouvoir de la parole ne peut non plus être sous-estimé. Prières, mantras, invocations et affirmations agissent comme des fréquences sonores qui réordonnent la matrice vibratoire de l'être. En récitant des mantras comme "Om Mani Padme Hum", "Om Namah Shivaya" ou même des prières traditionnelles du christianisme, comme le Psaume 91 ou la Prière à Saint Michel Archange, on crée une onde sonore qui résonne à travers toutes les dimensions du champ spirituel. Ces mots, lorsqu'ils sont dits avec foi, coupent les liaisons denses, désintègrent les formes-pensées et affaiblissent la structure énergétique du clone astral. La répétition quotidienne d'une prière ou d'un mantra est comme un bouclier qui se forme, couche après couche, autour du praticien.

Il est important aussi de veiller au nettoyage vibratoire de l'environnement. Les maisons et les chambres où s'accumulent tristesse, disputes, pensées denses ou désorganisation tendent à générer une atmosphère propice à la présence d'entités et de formes-pensées. Le nettoyage du foyer doit inclure l'organisation des espaces, le retrait des objets inutilisés, l'ouverture des fenêtres pour l'entrée de la lumière solaire et l'utilisation d'instruments tels que cloches, bols tibétains ou même des applaudissements rythmiques pour déplacer l'énergie stagnante. Le son est un puissant nettoyeur astral, capable de briser les coquilles énergétiques qui donnent souvent soutien au clone dans les environnements.

Une pratique moins connue, mais extrêmement efficace, est l'utilisation de cercles de protection avec du gros sel. On peut dessiner au sol, autour de soi, un cercle de sel en affirmant : "Rien qui ne soit de la lumière ne peut franchir cette limite". Ce geste symbolique a une profonde valeur énergétique, car il représente l'établissement de frontières vibratoires. Le clone astral, confronté à des barrières de lumière et d'ordre, commence à se déstabiliser. Il se nourrit du désordre, du chaos, de la répétition inconsciente. Tout geste conscient d'organisation spirituelle est une attaque directe à son soutien.

Pendant la période de nettoyage, il est courant qu'il y ait des réactions. Il peut y avoir des rêves intenses, une sensation d'épuisement, des épisodes de mélancolie soudaine ou même des manifestations physiques comme des maux de tête, des nausées ou des frissons. Ces symptômes ne doivent pas être craints : ce sont des signes que la densité se déplace, que le processus fonctionne. C'est la boue spirituelle qui est enlevée. Il est fondamental, dans ces moments, de maintenir la sérénité et de continuer les pratiques, sachant que chaque inconfort est passager et fait partie de la purification.

Il faut toujours terminer les séances de nettoyage par des visualisations positives. S'imaginer enveloppé d'une lumière blanche ou dorée, sentir cette lumière pénétrer chaque cellule, chaque espace vide du corps, remplissant et guérissant, est essentiel pour sceller le champ énergétique. Cette visualisation renforce le but de la pratique, éloigne tout résidu qui tenterait de rester et prépare le terrain pour les prochaines étapes, qui impliquent bannissement, coupe de liens et réintégration de la souveraineté du moi.

Se nettoyer spirituellement est un acte de courage et d'amour-propre. C'est affirmer à l'univers : "Je n'accepte plus de porter ce qui n'est pas mien, je n'accepte plus de coexister avec ce qui me blesse". C'est un rite de passage qui marque le début de la séparation définitive entre l'être essentiel et l'ombre qui l'imite. Et lorsque cette décision est prise avec fermeté, le clone astral, qui a si longtemps habité les sous-sols de l'âme, commence à percevoir que son temps touche à sa fin.

Chapitre 23
Rituel de Bannissement

Le rituel de bannissement représente l'apogée d'un processus de reprise du pouvoir intérieur et de réaffirmation de la souveraineté spirituelle. Après l'élimination des couches denses qui alimentaient la présence du clone astral, vient le moment de déclarer, avec autorité et clarté, qu'aucune énergie dissociée ou forme autonome n'a plus la permission de demeurer dans le champ vibratoire de l'être. Le bannissement est donc une cérémonie d'autonomisation, où l'individu se positionne comme gardien conscient de son propre espace énergétique, rompant les derniers liens avec ce qui l'emprisonnait et restaurant sa centralité intérieure.

Cette pratique n'est pas un artifice mystique vide, mais un geste concret de réintégration, dans lequel l'esprit se lève et assume sa place originelle dans l'ordre subtil de l'existence. Cette action rituelle va au-delà de l'expulsion de présences ou d'interférences : elle modifie les codes vibratoires qui soutenaient des connexions inconscientes, défaisant des pactes énergétiques silencieux, des habitudes mentales compulsives et des fréquences émotionnelles qui, même sans intention délibérée, maintenaient en vie le lien avec le clone astral. En bannissant ces formes, le praticien n'envoie pas seulement au loin un fragment externe — il coupe la racine interne qui soutenait cette manifestation.

Cela exige plus que des gestes symboliques : cela exige un alignement entre pensée, émotion et esprit. Chaque mot prononcé, chaque visualisation, chaque mouvement pendant le rituel doit être l'expression de la conviction que ce cycle est arrivé à son terme. La présence est la clé : lorsque l'être est entier dans le geste, l'énergie obéit, et le champ se réorganise selon le nouvel ordre décrété. La force du bannissement est directement liée à l'authenticité du praticien.

Il n'est pas nécessaire d'adopter des formes complexes ou de répéter des formules hermétiques si celles-ci ne résonnent pas avec sa vérité intérieure. Ce qui rend le bannissement efficace, c'est l'intention claire et la certitude vibratoire que la libération est possible — et est en train de se produire. L'être qui se place devant lui-même et affirme, d'une voix ferme, que son espace est sacré et inviolable, active des forces supérieures qui répondent immédiatement à cet appel. Le clone astral, dont l'existence dépend de brèches énergétiques et de résonances avec des états de fragilité, ne trouve plus où se soutenir lorsqu'il est confronté à cette lumière consciente. Ainsi, le rituel de bannissement devient non seulement un acte final d'expulsion, mais le début d'une nouvelle étape : celle de vivre pleinement ancré en soi, libre de la distorsion qui un jour s'est faite présence, mais qui ne trouve plus de foyer.

Un véritable rituel de bannissement agit comme un décret vibratoire. Lorsqu'il est réalisé en pleine conscience, il n'éloigne pas seulement les entités ou les formes énergétiques indésirables, mais dissout également les fréquences qui permettaient leur permanence. Dans le cas du clone astral, le bannissement est la rupture directe avec sa connexion. Il coupe les canaux par lesquels l'énergie circulait entre l'être originel et sa duplicata, interrompt les accès que le clone utilisait pour influencer, drainer ou manipuler. Plus qu'une expulsion, le bannissement est un repositionnement vibratoire : le moi sacré se place au centre et revendique son espace intérieur avec autorité.

Il n'existe pas une unique forme correcte de bannissement. Ce qui importe est la combinaison de trois éléments : intention ferme, présence consciente et action rituelle symbolique. Certaines traditions utilisent des formules précises, comme le Rituel Mineur du Pentagramme de la Golden Dawn, où l'on trace des symboles dans l'air dans quatre directions, en invoquant des noms divins qui vibrent dans les plans supérieurs. D'autres préfèrent des rituels plus simples, mais tout aussi puissants, comme l'utilisation du son (clochette, tambour, mantra), du feu (bougie, encens), de la parole (affirmations, commandes verbales) et du geste (mains en mouvement, utilisation d'un bâton ou d'un athamé).

Un exemple de bannissement accessible et efficace peut être réalisé de la manière suivante : le praticien se positionne au centre d'une pièce propre, de préférence après une fumigation. Pieds nus touchant le sol, il respire profondément et visualise une sphère de lumière blanche enveloppant tout son corps. Ensuite, il étend sa main dominante (ou tient un bâton rituel, s'il en possède un) et trace dans l'air, devant lui, un symbole de pouvoir — qui peut être un pentagramme, une croix, une étoile ou tout autre icône sacrée de sa foi. Tout en faisant cela, il prononce d'une voix ferme et claire : "Au nom de la lumière suprême qui habite en moi, je bannis toute présence, forme ou énergie qui n'est pas de mon essence divine ! Que tout lien avec ce qui me limite, me draine ou m'emprisonne, soit maintenant coupé, défait et transmuté !"

Le praticien tourne alors dans le sens horaire, répétant le geste et les paroles pour les autres directions cardinales : est, sud, ouest et nord. À chaque point, il renforce son intention d'une voix ferme, comme celui qui affirme une vérité absolue. S'il souhaite intensifier le processus, il peut créer un cercle de gros sel autour de lui avant de commencer, représentant la barrière entre lui et le monde extérieur. L'utilisation d'une bougie blanche allumée au centre du cercle contribue également à ancrer la présence lumineuse.

Le pouvoir du son est un allié indispensable dans le bannissement. Frapper des mains en rythme, jouer d'une cloche, d'un tambour chamanique ou même prononcer des sons sacrés comme le mantra "Om", "Ra", "Aum" ou des vocables archaïques comme "Agla", "Tetragrammaton" ou "Adonai", selon la tradition ésotérique adoptée, créent une résonance qui fragmente et expulse les entités ou formes vibratoires dissonantes. Le son est vibration pure — et en tant que tel, il façonne, étend et purifie subtilement les champs.

L'eau peut également être employée comme élément de bannissement. Une préparation simple consiste à mélanger de l'eau avec du gros sel et quelques gouttes d'huile essentielle de lavande ou de romarin. Cette solution, fluidifiée par une prière ou une consécration, peut être aspergée dans les coins de la maison et autour du corps avec un petit balai d'herbes, avec les doigts ou même avec une brindille de plante. Chaque goutte porte la force de l'intention de nettoyage. À la fin, une prière scellant l'acte renforce la commande : "Que la lumière demeure là où il y avait de l'ombre. Que seul le bien, le beau et le vrai habitent cet espace sacré".

Dans les bannissements plus avancés, comme ceux utilisés dans les rituels cérémoniels, il y a l'invocation directe d'entités supérieures. Le praticien, dûment protégé et aligné, peut appeler la présence de guides, d'archanges, de maîtres ascensionnés ou de son Moi Supérieur, demandant de l'aide pour couper les liens et dissiper les formes autonomes. Dans ces cas, il est courant d'avoir des visions, des frissons, des tremblements ou même des manifestations physiques momentanées, comme des vertiges ou des bâillements. Cela ne doit pas effrayer : c'est le signe que le champ est en train d'être purgé, que l'entité bannie se détache du système énergétique.

Il est important de comprendre que le bannissement n'est pas une solution définitive en soi. Il agit comme une intervention d'urgence ou une rupture de schéma, mais si le schéma intérieur qui a donné naissance au clone astral n'est pas transformé, la forme pourrait tenter de revenir ou être recréée. C'est pourquoi, après le bannissement, il est indispensable de maintenir une vibration élevée, de continuer les pratiques de protection et de renforcer le nouvel état de conscience conquis. Le clone astral est un produit de résonance : si la fréquence antérieure persiste, il peut trouver des moyens de se reconnecter.

Beaucoup rapportent qu'après un bannissement bien exécuté, il y a une sensation immédiate de soulagement — comme si une pression invisible s'était dissipée, comme si l'air était plus léger, le corps plus détendu, l'esprit plus clair. D'autres expérimentent des rêves révélateurs, des visions symboliques ou des intuitions fortes indiquant que quelque chose d'important a été rompu. Ces signes indiquent que le rituel a réussi, mais pointent également que le travail doit se poursuivre. Chaque fil coupé doit être remplacé par des racines de lumière, par de nouvelles connexions avec ce qui élève et renforce.

Certains praticiens préfèrent réaliser le bannissement en cycles — par exemple, pendant sept jours consécutifs ou pendant trois jours à des heures spécifiques, comme à l'aube ou au crépuscule. Ce type de répétition crée une sorte de sceau énergétique, rendant difficile le retour d'influences indésirables. La discipline est une partie essentielle du processus. Le clone astral est persistant, surtout s'il existait depuis longtemps. Mais la force de la volonté éveillée est infiniment plus grande.

Le plus important dans tout rituel de bannissement est la foi. Non pas une foi aveugle, mais la conviction que vous avez autorité sur votre champ vibratoire, qu'aucune force externe ne peut plus commander vos pensées, émotions ou énergies. Le clone astral, en se voyant face à un être conscient et déterminé, commence à se déstructurer. Il dépend du doute, de la fragilité et de la distraction pour survivre. Mais lorsqu'il est confronté à un esprit ferme, enveloppé de lumière, il ne trouve plus d'abri. Le rituel de bannissement est alors la proclamation de la liberté. C'est le moment où l'être regarde à l'intérieur, voit sa propre force et dit : "Ici, dans ce temple que je suis, il n'y a plus de place pour ce qui me désintègre. Seule la lumière habite en moi maintenant." Et cette vérité, affirmée avec courage, résonne à travers tous les plans de l'être, scellant la porte par où le clone astral était un jour entré.

Chapitre 24
Protection Spirituelle

La protection spirituelle s'établit comme la fondation invisible, mais fondamentale, qui soutient la libération conquise et empêche toute tentative de régression vibratoire. Après le bannissement, où les liens avec le clone astral sont consciemment rompus, commence une nouvelle phase où le maintien du champ énergétique élevé devient la priorité absolue. Cette protection n'est pas un bouclier statique, mais un champ dynamique, vivant, qui se renouvelle continuellement par la discipline spirituelle, la vigilance mentale et la culture quotidienne de la lumière intérieure.

Le véritable pouvoir de protection naît de l'alignement entre pensée, émotion et action, créant un environnement interne inhospitalier à toute fréquence dissonante. Ainsi, il ne s'agit pas seulement d'éloigner les influences externes, mais d'établir un schéma vibratoire si cohérent et élevé qu'aucune force incompatible avec la lumière ne puisse s'y fixer. Cette étape exige maturité spirituelle et une posture active face à sa propre existence.

La protection véritable naît de l'engagement éthique envers sa propre évolution, du choix conscient de pensées qui édifient, d'émotions qui guérissent et d'attitudes qui illuminent. Lorsque l'être comprend que toute brèche énergétique est le reflet d'un déséquilibre interne — que ce soit un jugement non résolu, un ressentiment persistant, ou un doute alimenté silencieusement —, il commence à traiter la protection non comme une défense contre l'extérieur, mais comme un travail continu de purification et de cohérence interne. C'est à ce point que l'aura se renforce et devient un véritable champ de force spirituelle.

Et cette forteresse ne s'édifie pas par hasard : elle est construite quotidiennement par des choix conscients, des paroles alignées, un silence intérieur et une connexion avec ce qu'il y a de plus élevé. Dans cet état élargi de conscience, l'être s'éveille au fait que se protéger spirituellement est, en réalité, un acte d'amour-propre dans sa forme la plus élevée. C'est la décision de ne plus permettre que sa lumière soit éteinte par des forces de basse vibration, ni non plus par des attitudes d'autosabotage qui réactivent d'anciens schémas. La protection devient ainsi une expression de la souveraineté conquise, un reflet de la clarté de celui qui n'accepte plus de céder de l'espace à ce qui déséquilibre, blesse ou affaiblit.

Et plus cette posture s'enracine dans le quotidien — dans des gestes simples, des prières ressenties, des environnements propres et harmonisés —, plus le champ énergétique devient impénétrable, repoussant naturellement toute tentative de réintégration du clone astral ou de formes-pensées qui avaient un jour trouvé refuge dans le vide de l'inconscience.

Se protéger spirituellement n'est pas vivre dans la paranoïa ou dans un état d'alerte défensif permanent. Au contraire, c'est habiter un champ vibratoire si élevé, cohérent et cohésif qu'aucune énergie dissonante ne peut y demeurer longtemps. Le secret de la véritable protection réside dans l'équilibre : il ne s'agit pas de se fermer au monde, mais d'être si centré et illuminé intérieurement que les forces externes perdent leur pouvoir d'influence. Le clone astral, comme nous l'avons vu, ne se maintient pas en présence de la pleine lumière — il exige ombre, distraction, déséquilibre émotionnel. Ainsi, en cultivant la lumière en soi, l'être humain devient inviolable.

Le premier élément de cette protection est le bouclier mental. Les pensées récurrentes de culpabilité, de peur, d'infériorité ou de colère ouvrent des fentes invisibles dans la psychosphère, par où pénètrent influences et entités opportunistes. C'est pourquoi la vigilance des pensées est l'un des fondements les plus profonds de la protection spirituelle. Cela ne signifie pas réprimer ou nier les sentiments, mais les transformer avec lucidité. Lorsqu'une pensée négative surgit, il faut l'accueillir, comprendre son origine et, consciemment, rediriger l'énergie. Répéter des affirmations positives, comme "Je suis lumière en constante expansion" ou "Aucune force externe n'a de pouvoir sur moi", aide à reprogrammer l'esprit et à consolider le nouveau schéma vibratoire.

La visualisation créative est un autre instrument puissant. Chaque jour, au réveil, on peut consacrer quelques minutes à imaginer une sphère de lumière enveloppant le corps. Cette sphère peut être dorée, blanche, bleue ou de la couleur que l'intuition indique. Visualisez-la pulsant à une fréquence élevée, éloignant automatiquement tout ce qui est dissonant. Sentez cette lumière pénétrer vos chakras, renforcer vos centres d'énergie et créer une armure vibratoire indestructible. Avant de dormir, répétez le processus. Cela protège le corps pendant le sommeil, lorsque nous sommes plus susceptibles aux interférences astrales.

Les objets consacrés agissent également comme des ancres de protection. Amulettes, pierres, symboles religieux ou spirituels ont le pouvoir de condenser une fréquence spécifique et de l'irradier continuellement. Une tourmaline noire, par exemple, lorsqu'elle est propre et programmée, peut absorber et transmuter les énergies négatives. Une améthyste aide à la connexion spirituelle et à la purification de l'esprit. Une médaille de Saint Benoît, un crucifix, une étoile de David ou un pentagramme, lorsqu'ils sont utilisés avec foi et respect, deviennent de véritables portails de protection. L'important est que ces objets soient choisis avec le cœur et consacrés par un rituel propre — même simple — dans lequel on invoque la lumière et détermine leur fonction protectrice.

De plus, la prière — indépendamment de la religion — est un outil irremplaçable. Une âme qui prie est connectée à des sources supérieures, alignée avec le bien, et cela en soi éloigne les entités denses. Des prières comme le Notre Père, l'Ave Maria, le Psaume 23, ou des formules spécifiques comme la "Prière à Saint Michel Archange", doivent être entonnées avec sentiment et conviction. La "Prière de 21 jours de l'Archange Michel", par exemple, est largement connue pour son efficacité dans la dissolution des liens spirituels négatifs, y compris les liens avec les clones astraux. Pendant trois semaines, le praticien affirme quotidiennement sa volonté de libération, invoquant l'épée de lumière de Michel pour couper tout ce qui n'appartient pas à son champ divin.

La musique a également un rôle essentiel. Sons harmoniques, mantras, chants dévotionnels et fréquences binaurales de guérison contribuent à maintenir l'environnement et l'aura dans un état d'élévation. Une simple séquence de notes peut déstabiliser la fréquence d'une entité intrusive, la rendant incapable de se maintenir dans ce champ. Des mantras comme "Om Mani Padme Hum", "Gayatri", "Om Namah Shivaya", ou des chants grégoriens, joués quotidiennement à la maison, transforment l'environnement en une demeure de lumière.

L'espace physique où nous vivons doit être continuellement purifié. Encens, fumigations périodiques avec de la sauge, de la myrrhe ou du romarin, bains d'herbes, utilisation de gros sel dans les coins et bougies allumées avec des prières de protection sont des pratiques simples qui maintiennent la vibration de la maison élevée. L'harmonie au foyer — silence, respect, beauté, musique, ordre — fait également partie de la protection spirituelle. Les environnements chaotiques ou émotionnellement chargés sont l'habitat préféré des formes astrales indésirables.

Une autre ressource de protection est la connexion avec les guides spirituels. De nombreuses personnes ignorent ou négligent la présence de ces êtres aimants et sages, qui accompagnent chaque âme dans son voyage évolutif. En conversant avec eux — par des prières, des lettres, des méditations — on renforce ce lien et on ouvre un canal de communication et d'aide. Les guides n'interfèrent pas sans invitation. Mais lorsqu'ils sont appelés, ils se manifestent de diverses manières : intuitions soudaines, rencontres synchronistiques, rêves révélateurs. Ils agissent comme des boucliers vivants, soutenant la lumière lorsque nos forces semblent s'épuiser.

Il y a encore une ressource peu commentée, mais d'une extrême efficacité : le jeûne spirituel. Réserver un jour par semaine pour ne pas consommer d'aliments d'origine animale, éviter les distractions excessives, cultiver le silence et l'introspection est une façon de subtiliser le champ énergétique et de permettre à l'esprit de prendre le commandement. Ce jour-là, on peut consacrer du temps à la lecture spirituelle, à la méditation, à l'écriture intuitive. Le champ subtil remercie et se renforce.

Il est important de souligner qu'aucune protection spirituelle ne fonctionne s'il y a contradiction entre la pratique externe et l'attitude interne. Autrement dit, il ne sert à rien de faire des bains, des prières et des fumigations si le cœur continue de nourrir la haine, l'envie, le ressentiment ou le jugement. Ces émotions ouvrent des portes qu'aucune herbe ou prière ne peut sceller. Se protéger spirituellement est avant tout un engagement éthique envers soi-même. C'est un pacte de lucidité. C'est choisir, jour après jour, de n'alimenter que ce qui est bon, beau et vrai.

Avec la protection spirituelle active et bien entretenue, le clone astral — s'il tente encore de s'approcher — trouvera un champ vibratoire inaccessible. Il commencera à se dissoudre par manque de nourriture énergétique. Plus encore : d'autres entités qui rodaient autrefois autour du champ aurique de la personne, profitant des brèches, s'éloigneront également. L'aura deviendra comme une muraille de lumière, à l'intérieur de laquelle fleurissent la paix, le discernement et la véritable liberté. Cette étape, bien qu'apparemment passive, est l'une des plus puissantes de tout le voyage. C'est le bouclier invisible qui garantit la permanence de la libération conquise. Et c'est aussi le signe que l'être a assumé, de manière définitive, la souveraineté de sa lumière. Parce que celui qui se protège avec amour et conscience n'a plus peur — il vit simplement, vibre et resplendit.

Chapitre 25
Aide Spirituelle

Le voyage de libération spirituelle, aussi intense et discipliné soit-il, rencontre à certains moments des barrières qui exigent la convocation de forces au-delà de la capacité individuelle. L'aide spirituelle apparaît comme une ressource légitime et nécessaire lorsque, même après des pratiques constantes de purification, protection et bannissement, la présence du clone astral persiste avec force, résistance ou dissimulation. Ce recours ne doit pas être vu comme un signe d'insuffisance personnelle, mais comme l'expression la plus élevée de la sagesse : reconnaître qu'il y a des moments où l'intervention de consciences plus expérimentées, ou de collectifs spirituels entraînés, est essentielle pour dissoudre des schémas enracinés ou des interférences complexes qui défient la portée de la volonté individuelle.

S'ouvrir à cette assistance est un geste de confiance en l'aide divine et un pas crucial pour approfondir le processus de guérison. La recherche d'aide spirituelle, lorsqu'elle est faite avec discernement et abandon, élargit les possibilités de reconnexion avec le sacré. L'être, en sortant de l'isolement vibratoire et en se connectant à des courants de guérison plus larges, intègre un réseau de soutien invisible qui opère de manière subtile et efficace. Chaque lignée spirituelle, chaque tradition religieuse ou ésotérique, offre ses propres instruments pour intervenir dans le champ énergétique, accédant souvent à des dimensions et des niveaux d'interférence que le praticien, seul, ne pourrait pas franchir.

Ce mouvement d'approche vers d'autres savoirs n'est pas seulement fonctionnel — il est aussi symbolique, car il marque la décision de transcender l'ego, d'abandonner l'orgueil silencieux qui empêche tant de personnes de recevoir de l'aide, et de permettre à la lumière d'arriver par divers moyens, y compris à travers la main tendue d'autres êtres incarnés. Dans ce contexte, accepter l'aide de guides, thérapeutes, médiums, maîtres ou groupes spirituels est plus que de recourir à une solution externe — c'est intégrer une nouvelle fréquence d'appartenance. C'est se savoir partie d'un tout compatissant et intelligent, où la guérison circule entre ceux qui sont disposés à partager leurs dons.

Cet abandon ouvre des portes, dissout les résistances internes et accélère la désintégration du clone astral, qui perd non seulement sa nourriture énergétique, mais aussi la résonance psychique qui le maintenait prisonnier du champ du praticien. Et ainsi, enveloppé par des courants d'aide aimante et soutenu par des présences spirituelles de haute vibration, l'être retrouve la force de continuer son voyage avec plus de légèreté, de clarté et de profondeur, vers la plénitude de son essence originelle.

L'assistance spirituelle peut provenir de diverses sources, toutes valables tant qu'elles sont connectées à la lumière et conduites avec sérieux. Centres spirites, terreiros d'Umbanda et de Candomblé, maisons d'apométrie, églises chrétiennes, communautés bouddhistes, groupes de méditation, maîtres de reiki, thérapeutes holistiques, chamans, guérisseurs — le monde est rempli de canaux humains et spirituels dédiés à aider les âmes en souffrance. Il ne s'agit pas de religion, mais de syntonie : la personne doit chercher la lignée spirituelle qui résonne avec son âme et inspire confiance. Lorsque cette connexion se produit, le processus de libération tend à s'accélérer et à s'approfondir.

Dans les centres spirites kardécistes, par exemple, il existe des séances de désinfection spécifiques pour traiter les entités liées au périsprit des incarnés. Bien que le terme "clone astral" ne soit pas présent dans la codification kardéciste, de nombreux médiums et doctrinaires ont déjà traité des cas où un fragment énergétique ou une forme pensante fortement liée au patient devait être orienté ou dissous. Lors de ces consultations, l'équipe spirituelle — composée de mentors et de secouristes — agit directement sur la structure du double, identifiant ses liens, coupant les cordons fluidiques et dirigeant la forme vers des centres de récupération du plan astral. Le travail de l'incarné est de rester en prière, dans la foi et la vigilance, car même après le détachement, il y a une phase de rééquilibrage qui requiert un soutien vibratoire.

Dans les terreiros d'Umbanda, le traitement est généralement plus vigoureux et direct. Les guides spirituels tels que les caboclos, pretos-velhos et exus de lumière utilisent des passes énergétiques intenses, des fumigations et des incorporations pour identifier et retirer non seulement les clones, mais aussi les larves, les magies, les pactes et les fragmentations. Dans ces environnements, les guides ne retirent pas seulement l'intrus, mais donnent également des orientations spécifiques au consultant : bains d'herbes, prières, offrandes, changements comportementaux. C'est un processus de purification qui touche le corps, l'esprit et l'âme. De nombreux cas de clones astraux fortement enracinés sont traités avec succès dans ces espaces, car les guides ont autorité et une connaissance profonde du monde des formes et des énergies autonomes.

L'apométrie, quant à elle, est une technique hautement spécialisée et systématisée pour traiter des cas complexes comme ceux du clonage astral. Lors des séances apométriques, les médiums se dédoublent sous le commandement du coordinateur et, avec les mentors, localisent le clone dans des dimensions parallèles. Souvent, ces formes sont cachées dans des poches vibratoires, encapsulées par des obsesseurs ou même connectées à des équipements astraux comme des puces et des dispositifs de contrôle. L'équipe spirituelle réalise alors des opérations détaillées : déconnexion du clone, dissolution par transmutation énergétique, envoi de la forme vers des chambres de régénération ou élimination vibratoire, selon sa nature. Il est également courant de trouver, à côté du clone, d'autres formes parasitaires —

comme des sous-personnalités, des miasmes, des pactes de vies passées — qui soutenaient ou utilisaient le clone comme outil. La séance se transforme donc en un véritable balayage spirituel, où le champ de la personne est nettoyé, protégé et restauré. Il est également courant que les mentors spirituels de l'équipe implantent des dispositifs de lumière, des boucliers vibratoires ou procèdent à des réorganisations énergétiques dans les chakras et les corps subtils, garantissant que l'équilibre nouvellement conquis se maintienne après la fin de la séance. L'apométrie est un outil chirurgical, et lorsqu'elle est appliquée par des équipes bien entraînées, elle entraîne généralement des changements perceptibles dans le champ de la personne.

Dans les contextes chrétiens — catholiques ou évangéliques — bien que le concept de clone astral n'existe pas formellement, de nombreuses manifestations qui seraient identifiées comme telles sont traitées comme des possessions, des influences démoniaques ou des attaques spirituelles. Dans les églises catholiques, on peut recourir à des exorcismes mineurs (prière de libération, bénédictions, utilisation de sacramentaux) ou, dans les cas plus sérieux, à un exorcisme formel conduit par un prêtre autorisé. La prière fervente, la confession, la communion et la consécration personnelle sont des actes qui, selon cette vision, expulsent le mal et restaurent l'alliance avec Dieu. Les églises évangéliques suivent une ligne similaire : cultes de libération, imposition des mains, jeûnes, louanges et lecture de la Bible sont utilisés pour rompre les liens avec les forces malignes. Dans les deux cas, la foi intense et l'abandon au divin fonctionnent comme catalyseurs de transformation et de protection.

Il y a aussi les approches chamaniques et holistiques, où le thérapeute — souvent médium et guérisseur — agit avec des pratiques ancestrales comme le tambour, le chant, la danse rituelle, l'utilisation d'herbes de pouvoir, de cristaux, de souffles et d'extractions. Dans ces rituels, le clone est identifié par des visions ou des perceptions sensorielles, et le guérisseur effectue une extraction énergétique, souvent avec l'aide de ses alliés spirituels : animaux de pouvoir, ancêtres ou guides chamaniques. Après le retrait, des rites de réintégration et de renforcement de l'aura sont pratiqués, avec des recommandations spécifiques pour la période post-traitement. Ces approches sont particulièrement efficaces lorsque le clone est issu d'une fragmentation par traumatisme ou a été créé dans des contextes de vies passées, car elles accèdent aux mémoires cellulaires et aux champs profonds de l'être.

Toujours dans le domaine holistique, il existe des thérapeutes spécialisés dans les traitements vibratoires comme le reiki, la guérison pranique, le thetahealing, la constellation familiale spirituelle et d'autres approches. Bien que plus subtiles, ces techniques travaillent directement avec le champ bioénergétique de la personne, dissolvant les blocages et restaurant la fluidité vibratoire. Lors de séances de reiki, par exemple, il est courant que le thérapeute ressente ou visualise des formes étranges liées au patient — correspondant souvent à des clones, des sous-personnalités ou des formes-pensées denses. L'imposition des mains canalise l'énergie guérisseuse qui affaiblit et dissout ces agrégats, tout en renforçant la structure énergétique saine.

Un autre aspect important de l'aide spirituelle est l'accompagnement thérapeutique psychologique. De nombreux clones astraux se nourrissent de traumatismes, de schémas mentaux répétitifs, d'états de victimisation ou d'autosabotage. Un thérapeute expérimenté peut aider l'individu à identifier ces schémas, à leur donner un nouveau sens et à les transformer. La thérapie des vies passées, par exemple, permet au patient d'accéder à l'origine de certains liens énergétiques et de les guérir à la racine. La constellation familiale, quant à elle, montre comment des schémas hérités peuvent influencer le champ énergétique et donner naissance à des fragmentations qui aboutissent à des clones. Les psychologues transpersonnels, qui intègrent la spiritualité au processus clinique, sont particulièrement recommandés dans ces cas.

Chercher de l'aide spirituelle, c'est donc s'ouvrir à la guérison à tous les niveaux : physique, émotionnel, mental et spirituel. C'est permettre à d'autres mains — visibles et invisibles — d'aider à la reconstruction du moi véritable. L'orgueil, la peur ou l'incrédulité sont les principaux obstacles dans ce processus. Beaucoup résistent par crainte d'être jugés, par incompréhension de ce qui leur arrive ou par refus de reconnaître qu'ils sont influencés. Mais en faisant le premier pas et en demandant de l'aide, un nouveau flux s'établit : l'univers répond, les guides s'approchent, le chemin commence à s'éclaircir. Il n'y a pas de guérison complète sans soutien. Et lorsque ce soutien est choisi avec discernement et accepté avec gratitude, le processus de dissolution du clone astral non seulement s'accélère, mais devient plus profond et transformateur. La personne sent alors qu'elle n'est plus seule. Elle chemine entourée d'alliés, de lumières invisibles qui la soutiennent et célèbrent chaque pas vers la libération totale.

Chapitre 26
Guérison Chamanique

La guérison chamanique représente l'un des chemins les plus profonds et anciens de réintégration de l'âme et de dissolution des forces dissociées, comme le clone astral. Enracinée dans des traditions qui reconnaissent l'être humain comme partie indivisible du tout cosmique et en relation constante avec les mondes spirituel, naturel et ancestral, cette pratique s'appuie sur l'écoute symbolique de l'âme blessée, cherchant à comprendre, accueillir et réintégrer les parties qui s'en sont détachées au cours du voyage. Différente des approches visant uniquement l'expulsion ou le combat de formes énergétiques intruses, le chamanisme comprend que tout déséquilibre porte une origine, une mémoire, un motif.

Le clone astral, vu sous cet angle, n'est pas seulement un envahisseur : c'est une expression autonome d'une douleur qui n'a pas encore trouvé de résolution — et, pour cette raison, doit être écoutée avant d'être libérée. Dans ce chemin de guérison, le chaman agit comme intermédiaire entre les mondes, naviguant dans les dimensions invisibles où résident les fragments perdus de l'âme. Sa sensibilité, renforcée par des rituels, le silence intérieur et la connexion avec ses alliés spirituels, lui permet d'identifier l'origine et la nature du déséquilibre qui se manifeste sous forme de clone.

À mesure qu'il accède aux plans spirituels, il ne perçoit pas seulement ce qui est déplacé, mais dialogue également avec les parties de l'âme qui ont été marginalisées, effrayées ou oubliées. Cette écoute spirituelle est un art sacré : elle exige empathie, intuition et profond respect pour les histoires que chaque fragment porte. La guérison, alors, ne se produit pas comme une élimination forcée, mais comme une réconciliation amoureuse entre l'être qui cherche la guérison et les parties de lui-même restées en arrière, cristallisées sous forme d'énergies dissociées.

L'impact de cette réintégration est immédiat et souvent émouvant. Le retour du fragment de l'âme — que ce soit par recouvrement ou extraction d'une entité implantée — représente un nouveau départ. Le champ vibratoire de la personne se réorganise, les centres énergétiques retrouvent l'équilibre et une nouvelle clarté émotionnelle et spirituelle émerge. Il ne s'agit pas seulement de se sentir mieux : il s'agit de se sentir entier. La dissolution du clone astral, dans ce processus, n'est pas une fin abrupte, mais l'issue naturelle d'une histoire qui a trouvé écoute, accueil et transcendance. Et la personne qui traverse cette expérience ne redevient pas la même : elle revient plus connectée à son essence, plus ferme sur son chemin et plus consciente que la véritable guérison naît de la retrouvaille amoureuse avec toutes ses parties.

Pour les chamans, l'être humain n'est pas une entité indivisible. Il est composé de parties de l'âme qui peuvent, dans certaines circonstances, se séparer du tout. Cette séparation se produit notamment face à des traumatismes intenses, des peurs profondes, des chocs émotionnels ou des rituels négatifs. Lorsqu'un morceau de l'âme s'éloigne, il peut rester prisonnier dans un plan du monde spirituel, y demeurant parfois pendant des années, des décennies ou des vies entières. Ce fragment, en restant actif et séparé, tend à acquérir une vie énergétique autonome, avec une identité propre, bien que basée sur la matrice de l'âme originelle. C'est ce que nous appelons aujourd'hui clone astral, mais qui, dans la compréhension chamanique, est un esprit-brisé qui doit être ramené.

La technique la plus connue et vénérée pour traiter cette question est le recouvrement d'âme. Dans ce rituel, le chaman, après une préparation rituelle et une induction à la transe — généralement par le son répétitif du tambour ou du maraca — part en voyage spirituel dans les mondes invisibles. Ces mondes sont décrits comme des couches de réalité : le monde inférieur (associé à l'ancestralité et aux traumatismes), le monde du milieu (lié à la vie quotidienne) et le monde supérieur (domaine des esprits guides et de la guérison). En identifiant où se trouve le fragment perdu, le chaman dialogue avec lui, observe sa forme — qui peut être un enfant blessé, un animal en cage, une ombre — et, avec l'aide de ses alliés spirituels, convainc cette partie de l'âme de retourner dans le corps du consultant.

Le retour est scellé par un souffle rituel : le chaman souffle le fragment de retour, généralement sur la couronne (chakra coronal) ou au centre de la poitrine (chakra cardiaque) de la personne, tout en entonnant des chants sacrés et en demandant la permission au Grand Esprit pour la réintégration. Ce geste symbolique non seulement réintègre le fragment, mais dissout le clone astral créé à partir de lui, car la matrice énergétique qui soutenait son existence a été réabsorbée. Après le rituel, la personne rapporte souvent des sentiments de complétude, de clarté, de légèreté et, dans certains cas, des pleurs intenses, comme si elle retrouvait une partie essentielle d'elle-même qui avait été oubliée.

Il y a aussi l'extraction chamanique, utilisée lorsque la forme intrusive — dans ce cas, le clone astral — n'est pas un fragment légitime de l'âme, mais une entité créée extérieurement et implantée dans le champ de la personne. Cela se produit, par exemple, dans les cas de magie négative, de pactes involontaires ou de manipulations astrales. Dans ces scénarios, le clone est perçu comme un envahisseur, une masse dense ou une présence obscure incrustée en un point du champ aurique. Le chaman, alors, en transe, localise le point d'insertion, identifie la nature de l'entité et, par des mouvements rituels, l'extrait.

Cette extraction peut se faire de diverses manières : en tirant avec les mains, en utilisant des instruments comme des cristaux, des plumes, des bâtons ou même par succion — pratique ancienne et puissante, où le chaman aspire symboliquement l'entité par la bouche puis la recrache dans un récipient contenant de l'eau, de l'alcool ou des herbes, lequel est brûlé ou jeté cérémonieusement. Après le retrait, le champ de la personne est scellé avec de la fumée d'herbes, des chants et l'invocation des gardiens spirituels. Dans certains cas, le chaman réalise également le rééquilibrage des chakras et offre un esprit protecteur — animal de pouvoir, ancêtre ou gardien élémentaire — pour surveiller l'espace laissé par l'intrus.

L'efficacité de ces pratiques dépend non seulement de l'habileté du guérisseur, mais aussi de l'abandon du patient. Le chamanisme exige que l'individu participe au processus avec sincérité et révérence. Souvent, le chaman recommande au patient une période de recueillement après le rituel, avec des restrictions alimentaires, une abstinence d'alcool, de la méditation et des bains d'herbes spécifiques. Il peut également suggérer la création d'un autel domestique, où la personne déposera des intentions quotidiennes de lumière, comme moyen de sceller énergétiquement la réintégration.

Il est important de comprendre que, pour le chamanisme, tout ce qui se manifeste spirituellement a une raison d'être. Un clone astral, même perturbateur, porte un message : quelque chose a été oublié, blessé ou refoulé. C'est pourquoi le processus chamanique ne cherche pas seulement à éliminer la forme — il cherche à comprendre son origine, à guérir la douleur qui l'a engendrée et à restaurer l'intégrité de l'âme. Le clone, dans ce contexte, n'est pas un ennemi à détruire, mais un messager du déséquilibre. Et lorsque son message est entendu avec le cœur, il se dissout comme la brume au soleil.

Les récits de ceux qui ont vécu une véritable guérison chamanique sont fréquemment marqués par la poésie et l'intensité. Beaucoup parlent de rêves révélateurs les nuits suivantes, de sensation de renaissance, de retrouvailles avec des mémoires oubliées et d'un nouveau sens du but. D'autres disent avoir senti le toucher de mains invisibles, entendu des chants dans l'obscurité ou vu des lumières les enveloppant. Tous, cependant, convergent vers une perception : quelque chose a profondément changé. Et ce changement ne vient pas du chaman, mais de l'esprit qui, finalement, est rentré à la maison.

La guérison chamanique n'est donc pas seulement une technique — c'est une retrouvaille avec l'âme ancestrale, avec le savoir de la Terre, avec la sagesse des origines. Lorsqu'elle est appliquée avec éthique, préparation et un véritable amour pour le chemin spirituel, elle a le pouvoir de libérer non seulement du clone astral, mais de toutes les formes de fragmentation qui nous éloignent de qui nous sommes réellement. Et elle nous enseigne, par-dessus tout, que peu importe à quel point nous nous sommes perdus : il y aura toujours une chanson, un tambour, un souffle qui nous guide sur le chemin du retour au foyer de l'esprit.

Chapitre 27
Rituel Magique

La dissolution d'entités astrales liées au champ énergétique d'une personne requiert une confrontation directe et consciente, soutenue par des actions qui mobilisent à la fois la psyché et les plans subtils. Lorsqu'un clone astral est profondément enraciné — que ce soit par sa création dans des contextes rituels anciens, ou par le renforcement continu de schémas mentaux et émotionnels —, sa désactivation demande un geste qui dépasse la logique et agit symboliquement sur la structure de l'être. Un processus de ce type ne peut être réduit à des techniques génériques ou à des approches simplifiées ; il exige une intervention profonde, qui parle le langage de l'invisible, une action rituelle qui soit à la fois interne et externe.

La pratique magique, dans ce contexte, représente le pont entre le monde matériel et les sphères subtiles, permettant aux forces conscientes et inconscientes de s'aligner dans un mouvement de transmutation réelle. Ce type de rituel n'est pas un simple mysticisme performatif, mais une opération psycho-énergétique qui exige présence, clarté et une intention ferme de libération. La construction d'un rituel visant à dissoudre un double astral ne se base pas sur des dogmes ou des formules prêtes à l'emploi, mais sur la compréhension des forces impliquées dans la création et le maintien de ce lien.

Le clone astral, par sa nature, est un reflet condensé d'aspects dissociés de l'être lui-même, maintenu actif par des résonances émotionnelles, des croyances cristallisées ou des liens énergétiques inconscients. L'affronter, c'est donc affronter une partie de soi — non pour la nier ou la détruire, mais pour la réintégrer ou la dissoudre, selon son origine et sa fonction. Le rituel magique offre les moyens pour cela en permettant que symboles, gestes et éléments de la nature soient mobilisés de manière consciente, créant un champ de force dans lequel l'intention du praticien peut opérer avec une plus grande efficacité.

Le choix des matériaux, la disposition de l'espace, l'invocation verbale et le geste final ne sont pas seulement des détails cérémoniels, mais des canaux qui organisent l'énergie et traduisent le désir interne en action effective. En assumant le commandement de son propre champ énergétique et en établissant, par le rite, un nouvel ordre vibratoire, le praticien revendique sa souveraineté spirituelle. Rompre avec un clone astral est, en ce sens, plus qu'éloigner une présence indésirable — c'est récupérer des parties dispersées, révoquer des pactes inconscients et actualiser sa propre identité à des niveaux profonds.

Le rituel, en symbolisant cette transformation, agit comme un catalyseur qui réorganise le champ de manière à soutenir une nouvelle réalité interne. Le pouvoir du geste réside dans la congruence entre pensée, émotion et action. Lorsque cette triade s'aligne, la pratique magique cesse d'être une ressource externe et devient une extension naturelle de la volonté éveillée, capable de dissoudre des structures denses et de restaurer le flux vital originel. De cette manière, le processus de démantèlement du clone non seulement clôt un cycle de dissociation, mais inaugure une nouvelle étape d'intégration et de présence.

Contrairement aux rites génériques, qui agissent largement sur la purification et le bannissement, le rituel magique ciblé sur le clone astral a pour objectif spécifique de couper le lien entre l'original et la duplicata, de déprogrammer les schémas énergétiques qui soutiennent le double et, si possible, de réintégrer les fragments légitimes dans le champ de la personne, dissolvant ce qui est artificiel ou délétère. L'efficacité du rituel ne réside pas dans sa complexité ou dans le nombre d'éléments utilisés, mais dans la clarté de l'intention, la concentration de l'opérateur et le degré d'autorité spirituelle avec lequel la pratique est menée.

L'une des formes les plus accessibles et efficaces de ce rituel est la magie sympathique, qui travaille avec des représentations physiques des éléments impliqués. Pour le réaliser, il faut un espace réservé, propre et énergétiquement neutre — cela peut être une pièce purifiée avec de l'encens ou des herbes fumigènes, de préférence en silence et avec peu de lumière, où l'opérateur puisse se concentrer profondément. Au centre de l'espace, une table ou un autel sera la scène symbolique de l'opération.

Le premier pas est de confectionner deux figures représentatives : une pour soi-même, l'autre pour le clone. Ces figures peuvent être faites de cire, d'argile, de papier ou de tissu, l'important est qu'elles soient consacrées avec concentration et symbolisme. La figure représentant le praticien doit être étiquetée avec son nom complet, et idéalement contenir un cheveu, un peu de salive ou un objet personnel qui le lie énergétiquement à l'image. La seconde figure, représentant le clone astral, doit être étiquetée avec le terme "double", "ombre", "projection" ou un autre nom qui représente sa nature. Les deux figures sont liées par un cordon ou un fil — symbolisant le lien astral qui connecte les deux formes.

Au centre de l'autel, entre les figures, on doit positionner une bougie violette (symbole de transmutation) et, autour, des cristaux comme l'améthyste, le quartz transparent ou l'obsidienne noire, qui aident à absorber et transmuter les énergies libérées. Il est également recommandé d'utiliser un encens de myrrhe, d'oliban ou de rue, dont les propriétés sont de nettoyage profond et de consécration.

Le praticien commence le rituel en entrant en état méditatif. Il respire profondément, calme son esprit et commence à se visualiser libre de toute duplicata énergétique. Il visualise son champ aurique intègre, sa lumière étendue, son énergie centralisée dans le présent. Ensuite, il se concentre sur la figure du clone et ressent, sans crainte, la connexion qui existe encore entre eux. Il reconnaît le lien, accepte l'existence de la duplicata, mais affirme intérieurement que ce lien n'est plus nécessaire, n'est plus utile, n'est plus vrai.

Avec une paire de ciseaux rituels (ou une lame consacrée au préalable), le praticien coupe alors le cordon qui unit les deux figures, en disant d'une voix ferme : "Par le pouvoir de mon esprit souverain, je romps maintenant le lien avec tout ce qui est faux, illusoire ou imposé. Je me libère et libère ce reflet de moi. Qu'il retourne au néant ou qu'il se réintègre dans la lumière, selon la vérité supérieure." La parole doit venir du cœur, avec autorité et intention. Ce n'est pas le mot qui a le pouvoir, mais la force derrière lui.

Une fois la coupe effectuée, la figure du clone doit être défaite. Si elle est en cire, on peut la laisser fondre lentement dans la flamme de la bougie ; si elle est en papier, elle peut être brûlée entièrement ; si elle est en argile, elle peut être brisée avec un marteau et enterrée dans la terre. L'important est que ce geste représente, de manière définitive, la dissolution de la forme. En même temps, la figure du praticien est consacrée par un geste de bénédiction — on peut oindre le front de l'image avec de l'huile essentielle, la placer sur un cristal, l'envelopper dans un tissu blanc — et affirmer : "Maintenant je suis entier. Je suis en moi. Aucune partie de moi ne se perd, ne se divise ou ne s'absente. Je suis un seul en lumière et vérité."

Un autre rituel possible, plus avancé, est le rituel du miroir. Dans celui-ci, le praticien se positionne devant un grand miroir, avec une bougie allumée entre lui et le reflet. La flamme crée un portail symbolique entre les mondes. L'opérateur regarde fixement ses propres yeux et, dans un état de légère transe induite par une respiration rythmée et une concentration, invoque le clone astral pour qu'il se manifeste dans le reflet. Dans de nombreux cas, on peut sentir une présence, un changement dans le visage reflété, une ombre qui bouge indépendamment. Il n'est pas nécessaire d'avoir peur : le miroir est scellé par la bougie, et la présence est confinée au reflet.

À ce moment, l'opérateur parle au clone avec compassion et autorité : "Tu as été créé par la douleur, par la peur, par un fragment. Mais je ne suis plus cela. Je suis maintenant. Je suis entier. Tu n'as plus besoin d'exister." Et, en regardant dans les yeux du reflet, il visualise la fusion entre les deux : le clone entrant par les yeux, descendant au cœur, se dissolvant dans la lumière intérieure. Ce rituel exige une préparation émotionnelle et une pratique des visualisations, mais il est d'un grand pouvoir transformateur. La bougie, à la fin, doit être laissée brûler jusqu'au bout, et le miroir couvert d'un tissu pendant quelques heures, pour éviter les réverbérations.

Après tout rituel magique, le *grounding* — l'enracinement — est fondamental. Le praticien doit manger, toucher la terre, se baigner, bouger son corps. Cela aide à stabiliser l'énergie et à fermer le champ. Il est également recommandé de noter les impressions du rituel, les rêves qui pourraient surgir les jours suivants, les sensations physiques et psychiques. Souvent, la libération du clone astral déclenche des processus de réalignement profond, où des parties de l'être doivent se réorganiser sur un nouvel axe.

Le rituel magique n'est donc pas seulement un acte symbolique. C'est une action directe sur le plan invisible, où le langage de l'esprit comprend gestes, images, intentions et archétypes. Lorsqu'il est fait avec intégrité, il ne dissout pas seulement le clone, mais renforce la présence du véritable moi — celui qui ne se fragmente pas, qui ne se perd pas, qui reste entier même après la nuit la plus sombre de l'âme.

Chapitre 28
Technique Apométrique

Parmi les approches les plus efficaces pour traiter les interférences astrales profondes, la technique apométrique se distingue par sa précision, sa profondeur et sa cohérence avec les dynamiques subtiles de l'être humain intégral. Basée sur des fondements solides qui unissent science spirituelle, observation médiumnique et une méthodologie systématisée, cette pratique propose une confrontation directe et consciente de structures telles que les clones astraux, dont l'action peut s'étendre sur des années, obscurcissant la véritable identité de l'individu et compromettant son équilibre énergétique et émotionnel. L'Apométrie, dans ce contexte, offre plus qu'un ensemble de techniques — elle représente une technologie spirituelle avancée qui reconnaît la complexité de l'être multidimensionnel et agit respectueusement sur chaque couche, promouvant nettoyage, réintégration et alignement.

Sa force réside non seulement dans sa capacité à dissoudre les formes parasitaires, mais aussi dans son habileté à restaurer la souveraineté de l'esprit sur ses propres domaines internes. La base fonctionnelle de l'Apométrie repose sur la compréhension que l'être humain est composé de multiples corps, qui peuvent être accédés, traités et harmonisés séparément. La dissociation contrôlée de ces corps permet de localiser des interférences, comme les clones astraux, à des niveaux où la conscience ordinaire n'atteint pas. Avec l'aide d'une équipe entraînée et assistée par des mentors spirituels, le processus se déroule de manière structurée, méticuleuse et profondément transformatrice.

Les commandes utilisées — verbales, mentales et vibratoires — fonctionnent comme des clés pour accéder aux dimensions où le problème est ancré. Plus qu'une pratique d'exorcisme ou de bannissement, il s'agit d'une plongée lucide dans les mécanismes internes de la douleur et de la fragmentation, où chaque partie trouve écoute, compréhension et destination adéquate. La clarté avec laquelle l'Apométrie opère permet que le traitement du clone aille au-delà du symptôme, atteignant les racines du trouble énergétique et psychique qui ont permis sa formation.

Cette approche est particulièrement pertinente lorsque le clone n'est pas seulement une création artificielle, mais porte des aspects réels de l'individu lui-même — émotions refoulées, traumatismes non résolus, croyances limitantes cristallisées au fil du temps. Dans ces cas, l'Apométrie agit avec sensibilité, évitant les ruptures brusques et optant pour la réintégration consciente. Cela transforme le traitement en un processus de connaissance de soi profonde, où l'assisté non seulement se voit libéré d'une entité parasitaire, mais se retrouve avec des parties oubliées de lui-même, promouvant une guérison qui est à la fois spirituelle, émotionnelle et psychologique. La technique, par conséquent, ne se concentre pas sur la destruction d'une anomalie, mais sur la restauration de l'équilibre originel, à travers un chemin qui respecte l'individualité de l'âme et son histoire. De cette manière, l'Apométrie se consolide comme un instrument de libération et d'éveil, rendant à l'être la possibilité d'habiter pleinement sa propre lumière.

Le principe fondamental de l'Apométrie réside dans la dissociation contrôlée des corps subtils. Par des commandes mentales et un comptage rythmique, généralement de 1 à 7, le facilitateur (connu sous le nom de doctrinaire ou conducteur) induit le dédoublement conscient des médiums et de l'assisté. Ainsi, les parties les plus sensibles de l'être — comme le corps astral, le corps mental inférieur et même le corps causal — peuvent être isolées, examinées et traitées directement sur le plan spirituel, même si le corps physique reste immobile et en état de veille.

Lorsqu'il s'agit de clones astraux, la technique apométrique offre des ressources incomparables. Le premier pas est le triage spirituel. Pendant la séance, les médiums dédoublés entrent en contact avec les dimensions où le clone peut être installé. Fréquemment, ces clones sont localisés dans des sous-plans astraux denses, enveloppés dans des champs de contention ou attachés à la psychosphère de l'assisté comme de véritables modules parasitaires. Parfois, le clone n'est même pas visible immédiatement, exigeant des scans énergétiques méticuleux, où les médiums détectent des distorsions dans l'aura, des duplications subtiles de personnalité ou des fragments énergétiques animés artificiellement.

En localisant le clone, l'étape suivante implique sa contention. Avec l'aide de commandes verbales et de mentalisations spécifiques, les apométristes construisent des champs magnétiques ou des "cylindres de contention", qui isolent le clone et l'empêchent de réagir ou de fuir. Cette procédure est essentielle pour que le clone ne retourne pas automatiquement dans le champ énergétique de la victime après la séance. À ce stade, il est courant de découvrir également des implants, des puces éthériques ou des dispositifs de contrôle à distance connectés à la forme astrale dupliquée, tous développés par des entités obsessives spécialisées — les dénommés "scientifiques des ombres".

Ensuite, on réalise la déconnexion. Ce processus consiste à couper les liens fluidiques et vibratoires entre le clone et le champ énergétique de la personne originelle. Ces liens se manifestent généralement sous forme de cordons, de tubes énergétiques ou de liens vibratoires, qui drainent la vitalité, répliquent les schémas émotionnels négatifs et maintiennent le clone fonctionnel. Les médiums visualisent ces cordons étant coupés avec des épées de lumière, des lames symboliques ou par l'action de commandes comme : "Nous coupons maintenant, au nom de la lumière supérieure, tous les liens négatifs, parasitaires ou manipulateurs entre l'être originel et son clone astral. Que chacun retourne à son point d'origine pour être traité ou dissous."

À ce point, il y a deux possibilités. Si le clone est purement artificiel, résultat d'une manipulation externe sans aucune étincelle de conscience propre, il peut être immédiatement dissous par transmutation énergétique. Cela est fait avec l'aide de lumière violette, de commandes de désintégration ou par la direction de la forme vers un noyau transmutateur spirituel. Cependant, si le clone porte en lui des fragments légitimes de l'âme de la personne — comme c'est le cas pour les traumatismes profonds, les sous-personnalités refoulées ou les projections inconscientes — alors le processus requiert de la délicatesse. Le clone n'est pas détruit, mais plutôt accueilli, compris et réintégré à l'être originel.

Cette réintégration est conduite par une doctrine spirituelle. Les médiums, sous l'orientation des mentors de l'équipe spirituelle, dialoguent avec le clone, identifient ses croyances, douleurs et buts. Souvent, ces formes pensent qu'elles protègent l'original, ou vivent emprisonnées dans des idées obsolètes de culpabilité, de colère ou de peur. Lorsqu'elles sont comprises et libérées, ces formes fusionnent doucement avec le champ de la personne, rétablissant l'unité intérieure. L'assisté, en état conscient, peut ressentir des émotions intenses pendant ce moment : pleurs, soulagement, visions symboliques ou même souvenirs vifs d'événements oubliés. Cela indique que l'âme est en train de se restructurer.

De plus, l'Apométrie ne se limite pas à traiter le clone. Autour de cette forme, on détecte fréquemment des obsesseurs, des mages des ombres, des pactes karmiques, des miasmes et des formes-pensées qui soutenaient ou utilisaient le clone comme outil. La séance se transforme donc en un véritable balayage spirituel, où le champ de la personne est nettoyé, protégé et restauré. Il est également courant que les mentors spirituels de l'équipe implantent des dispositifs de lumière, des boucliers vibratoires ou procèdent à des réorganisations énergétiques dans les chakras et les corps subtils, garantissant que l'équilibre nouvellement conquis se maintienne après la fin de la séance.

Un différentiel de l'Apométrie est la précision technique. Il n'y a pas d'improvisation. Les groupes sérieux travaillent avec des protocoles bien définis, des équipes médiumniques entraînées, des prières d'ouverture et de clôture, et des rapports détaillés. Tout est documenté, discuté et analysé après chaque séance, garantissant un suivi réel des progrès du patient. Dans les cas plus sévères, des séances successives peuvent être programmées, chacune se concentrant sur un aspect de la fragmentation ou de l'obsession. Cette continuité est vitale pour consolider la guérison.

Il est important de souligner que le succès de l'Apométrie dépend autant de l'action de l'équipe spirituelle que de la disposition de l'assisté. Après chaque séance, il est recommandé que la personne maintienne une routine spirituelle élevée : prières quotidiennes, lectures édifiantes, contact avec la nature, alimentation légère et surtout vigilance émotionnelle. Après tout, même après le retrait du clone, le schéma interne qui l'a généré peut tenter de se reconstituer s'il n'est pas transformé. La guérison est un processus dynamique, non un événement isolé.

L'Apométrie, lorsqu'elle est réalisée avec sérieux, éthique et préparation, se révèle un outil libérateur. Elle ne dissout pas seulement le clone astral, mais enseigne à l'individu qu'il est plus grand que n'importe quel fragment, plus fort que n'importe quelle ombre, et qu'il possède en lui toutes les clés pour sa réintégration. C'est, en essence, un chemin de retour au centre de l'être, où aucune duplicata n'a d'espace, et où la lumière originelle peut enfin briller dans sa totalité.

Chapitre 29
Réintégration Interne

Après l'élimination d'une structure énergétique comme le clone astral, commence un processus interne qui requiert subtilité, écoute et reconnexion profonde avec sa propre essence. L'absence du double ne signifie pas, en soi, la restauration immédiate de l'équilibre interne ; au contraire, son retrait révèle souvent des lacunes psychiques, des champs sensoriels fragilisés et une sensation transitoire de vide, qui peuvent se manifester comme mélancolie, confusion ou désorientation. Ces manifestations n'indiquent pas une régression, mais signalent que le système énergétique est en train de se réorganiser après une longue période de superposition identitaire.

L'espace laissé par le clone doit être rempli par une présence authentique, par la reprise de la conscience dans ses centres légitimes. C'est le moment où la réintégration interne se présente non comme un choix, mais comme une étape nécessaire de guérison et de reconstruction, sans laquelle la libération atteinte précédemment reste incomplète. Se réintégrer intérieurement exige une disposition à visiter des parties de la psyché qui ont été refoulées, ignorées ou rejetées pendant le temps où le clone agissait comme substitut psycho-spirituel.

L'être humain, en abdiquant des fragments sensibles de sa propre âme — par peur, douleur ou traumatisme — ouvre l'espace à la formation de structures artificielles qui, avec le temps, occupent la place du véritable moi. Le retrait du clone n'est donc que le premier pas. Le défi majeur est de convoquer de retour ces parties légitimes, de leur donner un espace d'expression et de leur permettre de retrouver leur place dans l'ensemble de la personnalité. Cela ne se fait pas avec précipitation ou rationalisation, mais avec des pratiques qui promeuvent une présence consciente, une écoute affective et une ouverture à ce qui émerge de l'intérieur.

La retrouvaille avec ces aspects ne se fait pas de manière linéaire ; elle est organique, symbolique et profondément transformatrice, surtout lorsque l'individu comprend que chaque partie de lui porte une sagesse qui doit être accueillie, et non combattue. C'est dans ce terrain fertile de vulnérabilité que la véritable reconstruction commence. L'absence du clone rend le champ énergétique plus clair, mais aussi plus exposé, rendant essentiel le renforcement des structures internes par des pratiques spirituelles constantes, une expression émotionnelle authentique et un enracinement physique.

La réintégration ne se produit pas seulement dans les plans subtils ; elle doit se refléter dans la routine, les relations, la manière dont l'individu habite son propre corps et se positionne dans le monde. Ce processus implique souvent la révision des habitudes, la rupture d'anciens schémas de pensée et la revalorisation de sa propre histoire. Lorsqu'il est fait avec constance et sensibilité, ce retour au centre résulte en une présence vibratoire plus stable, des décisions plus alignées avec l'âme et une force intérieure renouvelée — non celle qui impose ou contrôle, mais celle qui soutient, accueille et guide la conscience de retour à son axe originel.

Cette phase ne consiste pas à exorciser, expulser ou couper — elle consiste à accueillir, embrasser, réabsorber des parties du moi restées dispersées, divisées ou négligées pendant le temps d'action du clone. C'est un processus de guérison profonde et patiente, où la personne apprend à s'écouter à nouveau, à s'observer sans jugement et à reconstituer l'intégrité de son essence. Le clone astral, la plupart du temps, ne surgit pas de nulle part : il naît de la douleur, du traumatisme, du déséquilibre émotionnel ou de la répression d'aspects importants du psychisme. Par conséquent, s'il n'y a pas de retour de ces aspects à leur centre légitime, la rupture peut se répéter.

La réintégration interne peut se faire par divers chemins, et il n'y a pas de formule unique. L'un des plus puissants et symboliques est le travail avec des visualisations profondes et conscientes. Dans un état de relaxation, les yeux fermés et la respiration rythmée, la personne se visualise dans un décor sûr : cela peut être une forêt, un temple, une vieille maison. Là, elle imagine rencontrer un "autre moi" — généralement un enfant, un adolescent ou une figure sombre, selon l'origine du fragment. En établissant le contact avec cette partie perdue d'elle-même, un dialogue commence.

L'écoute sincère est essentielle : cette partie a quelque chose à dire, quelque chose qui a été oublié, une douleur qui n'a jamais été comprise.

Pendant cette visualisation, la personne tend la main, accueille cette figure et l'invite à revenir. Lorsque l'"autre moi" accepte, tous deux s'embrassent et fusionnent en un seul corps, généralement par le centre de la poitrine ou le troisième œil. Cette image symbolique a un impact réel sur les plans subtils : elle représente le retour du fragment perdu à l'axe de la conscience. Après cette fusion, le praticien visualise une lumière dorée enveloppant tout son être, comme un sceau d'unité. Ce simple exercice, fait avec sincérité, promeut des transformations notables sur le plan émotionnel et psychique.

D'autres formes de réintégration impliquent l'utilisation de la parole — écrite ou parlée. Écrire des lettres à soi-même à différentes phases de la vie est un exercice puissant. La lettre écrite au "moi blessé", au "moi qui a créé le clone", ou au "moi qui a été manipulé" fonctionne comme une demande de réconciliation. En mettant sur papier des sentiments qui n'ont jamais été exprimés, on ouvre l'espace à la guérison. Cette pratique est encore plus efficace si, après avoir écrit, la personne lit la lettre à voix haute pour elle-même, devant un miroir ou sur un autel personnel, comme si elle convoquait sa propre âme à revenir à la surface.

La thérapie psychologique est une alliée essentielle à ce stade. Surtout les approches qui traitent de l'inconscient, comme la psychologie analytique jungienne, la thérapie des vies passées, la constellation familiale et l'EMDR, permettent que mémoires enfouies, archétypes activés ou douleurs ancestrales soient intégrés au conscient de manière sûre. Dans ces pratiques, le thérapeute agit comme miroir et guide, aidant l'individu à retrouver les fils dénoués de son histoire et à les recoudre avec les fils de la lucidité, de la compassion et de la maturité.

La spiritualité, quant à elle, ne doit pas être laissée de côté. Méditations quotidiennes, prières spontanées et actes de gratitude jouent un rôle irremplaçable dans la réintégration. Remercier son propre corps, son âme, son esprit, pour avoir supporté le processus, est une manière de célébrer l'unité. Créer un petit autel à la maison avec des éléments représentant les forces restaurées — pierres, fleurs, symboles personnels, images de protection — renforce l'engagement envers la nouvelle étape. Cet autel fonctionne comme point d'ancrage vibratoire, rappelant quotidiennement que la fragmentation est derrière soi.

Il est important aussi de cultiver l'enracinement, le *grounding*, surtout après des expériences de déconnexion intense comme celle qui se produit avec un clone astral actif. Des activités physiques légères comme les promenades dans la nature, toucher la terre avec les mains, prendre le soleil le matin et s'occuper des plantes aident le corps à se rappeler qu'il est vivant et présent. Elles favorisent également l'alignement des chakras inférieurs, souvent affaiblis par de longues périodes de parasitisme énergétique.

Un autre aspect fondamental est la vigilance des schémas mentaux. Après la dissolution du clone, l'esprit peut continuer à fonctionner en mode automatique, répétant idées, peurs ou croyances implantées par la duplicata. Il est nécessaire d'identifier ces résidus, de les reconnaître et de les remplacer par des affirmations conscientes. Des mantras quotidiens comme "Je suis entier", "Mon âme est en paix", "Je m'appartiens" et "Aucune partie de moi n'est hors de moi" doivent être répétés jusqu'à devenir une vérité intérieure. Le langage a le pouvoir de programmer le champ vibratoire, et plus cette programmation est menée avec présence et constance, plus elle réordonne le système interne.

C'est à ce stade que le véritable *empowerment* se produit. La personne, désormais libérée du clone, commence à percevoir à quel point elle a cédé sa force dans le passé — et à quel point il est possible de la reconquérir. La volonté revient, l'éclat dans les yeux réapparaît, les rêves reviennent en mémoire. Le champ énergétique pulse d'authenticité. Et plus que cela : la conscience s'élargit. Ce qui semblait n'être qu'un problème spirituel ou un trouble émotionnel se révèle être un voyage archétypal de retour à l'origine, comme le mythe du héros qui affronte son ombre et revient transformé.

La réintégration interne est donc le grand moment d'épanouissement après l'hiver de la fragmentation. C'est lorsque l'âme recommence à chanter de sa voix originelle, lorsque les pensées s'alignent sur le cœur, lorsque le passé cesse d'être un fardeau et devient sagesse. C'est aussi le point où la personne devient capable d'aider les autres — non plus comme victime, mais comme témoin de la lumière qui a vaincu le miroir de l'illusion. Ce processus ne se termine pas en un jour. C'est une reconstruction amoureuse, lente et profonde. Mais une fois commencé, le chemin ne pointe que dans une direction : vers l'intérieur. Et là, dans le noyau silencieux de l'être, où aucune duplicata ne peut atteindre, réside la vérité que nous sommes entiers, l'avons toujours été, et le serons toujours.

Chapitre 30
Soins Finaux

Clôturer un cycle de libération spirituelle profonde, comme le retrait d'un clone astral, exige plus que la simple finalisation de procédures énergétiques — cela requiert le début conscient d'une nouvelle étape de maturité intérieure, où le soin de soi assume un rôle central. Après la réintégration de l'essence fragmentée, le champ vibratoire entre dans un processus de stabilisation délicat, où chaque choix quotidien influence directement le renforcement ou la vulnérabilité du nouvel état conquis. C'est à ce moment que les soins finaux cessent d'être des détails complémentaires et deviennent les fondations structurantes d'une vie renouvelée.

Le corps, l'esprit, l'âme et les émotions doivent opérer en syntonie, soutenant ensemble un nouveau palier d'intégrité. Cette phase représente non pas la fin d'un voyage, mais le début d'un nouveau cycle de présence, où chaque geste conscient collabore à la permanence de la liberté nouvellement acquise. La vie sans le clone, bien que libératrice, peut initialement sembler étrange pour la psyché, habituée aux schémas répétitifs imposés par la duplicata énergétique.

C'est pourquoi l'engagement envers des pratiques quotidiennes d'ancrage et de purification devient un pilier indispensable. Chaque acte de soin envers soi-même — de l'organisation de l'environnement, l'alimentation naturelle et la respiration consciente, aux moments de silence, de gratitude et de prière — agit comme une sorte de reprogrammation vibratoire, signalant au champ énergétique que le temps de la fragmentation est révolu. Il ne s'agit pas d'obsession du nettoyage ou de rigidité spirituelle, mais d'une nouvelle éthique de l'autosoins : celle qui comprend que la liberté spirituelle, une fois atteinte, doit être cultivée comme une fleur rare.

Cette culture demande de l'attention, mais pas de sacrifice ; elle exige de la présence, mais pas de perfection. C'est un processus amoureux, fait de petits rituels quotidiens qui communiquent à l'âme : "Je suis ici, je suis entier, et je choisis de rester ainsi." À mesure que ce nouveau style de vie se consolide, la personne commence à expérimenter non seulement le soulagement de l'absence du clone, mais l'émergence d'une force vitale auparavant réprimée. La créativité revient, les sens s'aiguisent, et le regard sur le monde se transforme.

C'est comme si l'âme, désormais désencombrée, commençait à occuper pleinement les espaces internes qui étaient auparavant contaminés par des voix étrangères, des peurs projetées ou des douleurs cristallisées. À ce nouveau stade, il devient évident que les soins finaux ne sont pas des mesures palliatives, mais des ponts vers une vie alignée sur le véritable moi.

Cette vie ne sera pas exempte de défis, mais elle sera ancrée dans une lucidité qui permet de discerner entre ce qui est une partie légitime de l'être et ce qui est un résidu de vieux scénarios. L'autosoins cesse d'être une pratique ponctuelle et devient une manière de vivre, où chaque choix est une affirmation d'appartenance à soi-même, et chaque geste quotidien, une prière silencieuse de permanence dans la lumière.

Les soins finaux ne se réfèrent pas à des gestes grandioses ou à des rituels compliqués, mais à l'adoption d'un style de vie qui priorise la cohérence énergétique. Le premier pilier de ce soin est la continuité des pratiques spirituelles. Le clone astral, aussi dissous soit-il, laissera des empreintes dans le champ énergétique, comme des traces de pas dans le sable mouillé. Méditations quotidiennes, prières sincères, utilisation de mantras ou de chants sacrés fonctionnent comme des marées qui effacent lentement ces vestiges, rétablissant le flux propre de l'énergie vitale.

La discipline mentale, dans ce contexte, devient un outil de purification. Pensées obsessives, autocritiques sévères ou souvenirs constants du clone doivent être accueillis avec compassion et convertis en apprentissage. Chaque fois que l'esprit tente de retourner au drame, il faut le rediriger doucement vers le présent. Des techniques de respiration consciente, de pleine conscience et d'affirmations restauratrices peuvent être utilisées dans ces moments. Des phrases comme "Je suis en paix avec mon passé", "Je suis entier maintenant" et "Rien d'extérieur ne me gouverne" reprogramment le subconscient pour maintenir le nouveau schéma énergétique.

Un autre soin essentiel concerne le sommeil. Pendant la période de domination du clone astral, de nombreuses personnes rapportent des perturbations nocturnes, des cauchemars, du somnambulisme ou une sensation de présence. Après la libération, ces manifestations peuvent cesser spontanément, mais peuvent aussi persister par inertie énergétique. Pour garantir un sommeil réparateur et protégé, il est recommandé de maintenir un rituel nocturne de nettoyage : bains légers avec du gros sel et des herbes, diffusion d'huiles essentielles comme la lavande ou le cèdre, utilisation de cristaux de protection à côté du lit (comme la tourmaline noire ou l'améthyste), et, surtout, la visualisation d'une lumière blanche enveloppant le corps avant de dormir. Des demandes simples comme "Que mon âme reste protégée pendant le sommeil" fonctionnent comme des commandes sur le plan subtil, blindant le dédoublement naturel qui se produit pendant les heures de repos.

L'environnement physique où l'on vit doit également refléter le nouvel état vibratoire. Espaces désorganisés, avec excès d'objets, désordre ou saleté, favorisent l'accumulation d'énergie dense — la même qui attire formes-pensées et entités opportunistes. La recommandation est de promouvoir un nettoyage physique et énergétique des environnements, ouvrir les fenêtres pour renouveler l'air, utiliser des fumigations périodiques avec de la sauge, du romarin ou de l'encens de myrrhe. De plus, les objets hérités de personnes ayant des antécédents de déséquilibres, les cadeaux d'origine douteuse ou les articles utilisés pendant la période d'influence du clone peuvent être donnés, purifiés ou jetés, selon l'intuition.

Les relations humaines méritent également attention. Pendant le temps d'action du clone, il est courant que s'établissent des connexions toxiques — amitiés manipulatrices, liens basés sur la dépendance émotionnelle, relations familiales ou amoureuses imprégnées de contrôle ou de chantage. Après la libération, la personne commence à voir plus clairement qui contribue à sa lumière et qui insiste pour réactiver d'anciens schémas. Rompre les liens toxiques ou établir de nouvelles limites devient un geste de protection spirituelle. Il n'est pas nécessaire d'être agressif — il suffit de fermeté, de clarté et de priorisation de sa propre paix.

Du point de vue physique, le corps a également besoin de soutien. Le clone astral, lorsqu'il était actif, compromettait des centres énergétiques vitaux comme le plexus solaire, le cardiaque et le frontal. C'est pourquoi, après la libération, il est naturel de se sentir épuisé, confus ou même vide. La réponse est de prendre soin du corps comme s'il était en convalescence après une longue maladie. Alimentation légère, hydratation constante, promenades en plein air, thérapies naturelles (comme massages, acupuncture ou Reiki) et supplémentations renforçant le système immunitaire peuvent accélérer le processus de rééquilibrage. Éviter l'alcool, les aliments industrialisés, les environnements nocturnes denses ou les stimulations excessives est recommandé jusqu'à ce que le champ énergétique soit pleinement restauré.

La constance dans les bains d'herbes peut également être maintenue pendant quelques semaines. Des mélanges avec lavande, basilic, romarin et camomille sont doux et favorisent l'équilibre. Si la personne ressent le besoin d'un renforcement spirituel, elle peut recourir à un bain avec de la rue et de la guinée une fois par semaine, toujours en terminant par des prières de remerciement et des visualisations de lumière.

Un autre aspect à observer avec soin est l'émotionnel. Pendant la coexistence avec le clone, de nombreux sentiments sont déformés, bloqués ou exacerbés. Après son retrait, il est courant que d'anciennes émotions resurgissent — tristesse, colère, peur, culpabilité. Cela ne signifie pas une rechute, mais que le corps émotionnel est en train de se recalibrer, libérant des mémoires pour enfin les guérir. Dans ces moments, la recommandation est d'accueillir le sentiment sans s'identifier à lui. Se dire : "Cela remonte à la surface pour être guéri" change déjà la posture interne. Si nécessaire, des thérapies de soutien comme la psychothérapie, l'art-thérapie, la constellation familiale ou la régression peuvent aider à accueillir ces résidus émotionnels.

Il est fondamental aussi d'établir un nouveau but dans la vie. Le clone astral, dans son action, tend à aspirer non seulement l'énergie vitale, mais aussi le sens existentiel. Beaucoup rapportent que, pendant que le clone était actif, ils perdaient l'intérêt pour leurs rêves, hobbies, études ou missions. Avec son retrait, surgit une sorte de nouveau départ. C'est une opportunité sacrée de réviser les priorités, de reprendre d'anciens projets, de chercher de nouvelles voies. Il n'est pas nécessaire de tout changer d'un coup, mais de reprendre de petits gestes qui connectent avec l'âme : jouer d'un instrument, écrire, danser, prier, marcher en silence, servir les autres de manière authentique.

Éviter de parler excessivement du clone ou de revivre son scénario fait également partie des soins finaux. Bien qu'il soit naturel de vouloir partager l'expérience, la répétition du récit peut maintenir active l'énergie du passé. L'idéal est de transmuter l'expérience en apprentissage : garder ce qui a été utile, lâcher ce qui a été lourd, et aller de l'avant. S'il y a l'impulsion de raconter, que ce soit dans des environnements thérapeutiques ou avec des personnes préparées à écouter sans jugement, transformant l'histoire en sagesse utile.

Le soin le plus essentiel de tous : cultiver la gratitude. Gratitude pour le corps qui a résisté, pour l'âme qui a crié au secours, pour les guides spirituels qui ont soutenu, pour les rituels qui ont eu effet, et principalement pour soi-même, qui a eu le courage de traverser le désert de la fragmentation pour retrouver l'intégrité. La gratitude est un sceau de lumière. Chaque fois que l'on remercie, on ferme une porte à la souffrance et on ouvre une fenêtre à la guérison. Ces soins finaux ne sont pas de simples post-opératoires. Ce sont, en réalité, les premiers pas d'une nouvelle existence — une vie sans clones, sans ombres projetées, mais pleine de présence, de centre et de liberté véritable.

Chapitre 31
Libération Complète

Le point culminant d'un voyage spirituel marqué par la déconstruction de schémas illusoires, la dissolution d'entités parasitaires et la reconnexion avec l'essence est atteint lorsque s'établit, en pleine conscience, un état de liberté intérieure inébranlable. Cette libération n'est pas un événement spectaculaire, et ne dépend pas non plus de validations externes ou de manifestations mystiques. Elle se révèle, silencieusement, comme une présence entière, sans bruits, sans ombres, sans absences.

Il s'agit de la restitution pleine de l'axe intérieur, lorsque l'âme, enfin, reprend le commandement de son champ énergétique sans interférences, duplicatas ou conditionnements imposés. L'être, désormais propre et centré, commence à vibrer à sa fréquence originelle — celle qui a toujours existé derrière toutes les couches, distorsions et fragmentations que le temps et la douleur ont accumulées. Dans cet état, il n'y a pas d'effort pour être qui l'on est ; il y a seulement le flux naturel de ce qui a toujours été, libre de résistances et d'auto-tromperies.

Avec la disparition définitive du clone astral, le champ vibratoire se reconfigure en harmonie avec la matrice originelle de l'âme, restaurant non seulement l'identité psycho-spirituelle, mais aussi la connexion avec les cycles naturels de l'existence. Le corps devient plus sensible aux subtilités de la vie, l'esprit se calme graduellement et les sentiments prennent une tonalité de vérité, de spontanéité et de profondeur. L'absence de conflits internes permet à l'énergie vitale de circuler avec fluidité, impulsant non seulement des guérisons, mais aussi des créations.

De nouvelles idées surgissent, d'anciens rêves sont repris, et un enthousiasme serein pour la vie s'installe. L'intuition s'affine, révélant avec clarté les chemins de l'âme. Et, avec elle, vient la sagesse de ne plus résister au flux, mais plutôt de danser avec lui. Cette harmonie interne se traduit par des décisions plus assertives, des relations plus authentiques et une posture de présence qui irradie la paix même au milieu du chaos externe.

Ce qui s'établit, enfin, c'est une nouvelle conscience de soi : une perception élargie qui comprend la profondeur de sa propre traversée et reconnaît, avec humilité et lucidité, le rôle de la douleur comme instrument d'éveil. Le clone, aussi dysfonctionnel qu'il ait pu être, a servi de miroir pour révéler ce qui devait être regardé, accueilli et guéri. Le surmonter, c'est, en dernière instance, transcender d'anciens pactes avec la peur, la culpabilité ou l'oubli de soi. Et, en atteignant ce point de clarté et de souveraineté, l'être ne retourne pas à ce qu'il était avant — il naît à une nouvelle version de lui-même, plus intégrée, plus lucide, plus libre.

La véritable libération n'est pas seulement la fin d'une prison invisible ; c'est le début d'une vie où chaque geste, parole et pensée sont alignés avec la vérité de l'être. C'est la maturité de l'âme assumant sa place dans le monde — sans bruits, sans voiles, et avec la fermeté silencieuse de celui qui, enfin, est rentré à la maison.

Cette libération n'est pas seulement l'absence du clone. Elle est, surtout, la présence totale du moi. Un état où l'individu ne se divise plus entre forces internes conflictuelles, voix dissonantes ou impulsions contradictoires. L'énergie vitale recommence à couler sans déviation, comme une rivière qui retrouve son lit originel après des années endiguée par un obstacle invisible. Et lorsque cette énergie se rétablit, tout fleurit : la clarté mentale, la vigueur physique, la stabilité émotionnelle et, principalement, la souveraineté spirituelle.

À ce stade du voyage, il est courant que l'individu expérimente une série de sensations inhabituelles. L'une d'elles est la légèreté. Comme si le corps, de l'intérieur, avait été vidé d'un poids ancien, ancestral. Les épaules se détendent, le cœur s'apaise, la respiration devient ample. Dormir cesse d'être une fuite et devient repos. Se réveiller cesse d'être une bataille et se transforme en retrouvaille. Il y a un rythme qui se rétablit, comme si la vie dansait à nouveau au bon tempo.

Un autre signe de la libération complète est le retour de l'identité authentique. La personne commence à se souvenir de qui elle était avant les interférences. Elle reprend des goûts oubliés, des compétences négligées, des désirs anciens qui semblaient éteints.

Mais plus que cela : elle commence à découvrir de nouveaux aspects d'elle-même, des talents qui sommeillaient sous le poids de la duplicité énergétique. C'est comme si, en éliminant le clone, l'espace qu'il occupait était rempli par une nouvelle étincelle créative, désormais alignée avec la véritable essence.

L'intuition s'élargit également. Sans le bruit vibratoire du clone agissant comme une antenne dissonante, la personne commence à entendre sa voix intérieure avec plus de netteté. Les décisions deviennent plus faciles, les signes plus clairs, les synchronicités plus fréquentes. C'est comme si l'univers recommençait à répondre en temps réel, comme si les chemins s'ouvraient avec fluidité, car il n'y a plus de blocages internes boycottant les désirs légitimes de l'âme.

Mais peut-être l'aspect le plus profond de la libération est-il l'*empowerment*. La perception que, même s'il y a eu une aide externe — de médiums, chamans, thérapeutes ou mentors —, c'est l'âme elle-même qui a choisi de se libérer. C'est la conscience elle-même qui a dit : assez. Cette reconnaissance est transformatrice. La personne cesse de se voir comme victime de forces invisibles et commence à se comprendre comme co-créatrice de sa réalité. Ce changement de posture est le véritable antidote contre de futures formations de clones ou d'autres formes de parasitisme énergétique.

La libération complète apporte aussi avec elle un sens de mission. On ne passe pas indemne par une expérience comme celle-ci. Survivre à un clone astral, c'est traverser son propre enfer intime, regarder dans le miroir et affronter non seulement ce qui a été créé par des forces externes, mais aussi ce qui a été nourri intérieurement. Cette plongée apporte maturité, discernement et compassion. Et beaucoup de ceux qui arrivent à ce point ressentent un appel presque naturel à aider les autres. Non pas comme des sauveurs, mais comme des témoins vivants que la libération est possible. Que la lumière est réelle. Que l'âme peut se réintégrer.

Certains choisissent d'étudier plus profondément l'univers spirituel, plongeant dans des écoles ésotériques, des lignées de guérison énergétique, des pratiques ancestrales. D'autres deviennent thérapeutes, mentors ou simplement des exemples silencieux. Le chemin n'importe pas. Ce qui importe, c'est la graine de lucidité plantée au centre de la conscience : une fois libéré, l'être commence à irradier un champ de cohésion si puissant que sa simple présence déstabilise les énergies dissonantes alentour. Il devient un foyer d'ordre vibratoire dans un monde souvent chaotique.

Mais la libération apporte aussi des responsabilités. La principale est de rester centré. Le clone, même dissous, peut tenter de se réinstaller à travers d'anciens schémas, surtout si la vigilance diminue. Non par sa propre force, car il n'existe plus, mais par la tendance naturelle de la psyché humaine à recréer des zones de confort, même si ces zones sont nuisibles. Par conséquent, maintenir des habitudes saines, des routines de nettoyage énergétique et des pratiques de connaissance de soi n'est pas optionnel — cela fait partie de la nouvelle vie.

Une autre responsabilité concerne la vérité. L'être libéré doit être honnête avec lui-même, abandonner les masques, assumer sa lumière et son ombre avec humilité. Faire semblant d'être qui l'on n'est pas, ou essayer de plaire à des normes externes au détriment de sa propre essence, sont des portes ouvertes à de nouvelles fragmentations. L'intégrité, à ce stade, n'est pas du moralisme — c'est de la survie énergétique.

La vie, après la libération complète, acquiert une autre texture. Les petits plaisirs deviennent intenses : le goût de l'eau, la chaleur du soleil, la présence silencieuse d'un animal, l'étreinte sincère de quelqu'un qui voit l'âme au-delà de l'apparence. Tout semble plus réel, car il n'y a plus de filtres interférant avec la perception. C'est comme si le voile avait été levé, et la personne, enfin, vivait de l'intérieur vers l'extérieur, en harmonie avec son axe central.

Beaucoup, en arrivant à ce point, se demandent : pourquoi ai-je dû traverser tout cela ? Et bien qu'il n'y ait pas de réponse unique, il y a un sentiment commun : c'était nécessaire. Le clone, aussi terrible qu'il ait pu être, a servi de catalyseur à un processus beaucoup plus profond — le processus d'éveil. Sans lui, peut-être que l'âme serait restée endormie, dispersée, divisée entre rôles et obligations qui ne dialoguaient pas avec la vérité intérieure. Le clone fut le miroir déformé qui a obligé l'être à chercher son image originelle.

Cette perception ne justifie pas la souffrance, mais lui donne un nouveau sens. La douleur devient maîtresse. La peur devient boussole. La perte devient portail. Et, à la fin, ce qui semblait un cauchemar se révèle être un rite de passage : du faux moi au vrai moi. De la fragmentation à l'intégrité. De la survie à la vie pleine.

La libération complète est donc l'apogée d'un voyage souvent commencé sans conscience. Un voyage qui est passé par des ombres denses, des labyrinthes émotionnels, des combats invisibles, des nuits blanches et des larmes silencieuses. Mais qui se termine — ou peut-être commence — par une certitude lumineuse : l'âme est rentrée à la maison. Et à l'intérieur de cette maison, désormais propre, intègre et silencieuse, elle peut enfin se reposer... et vivre.

Épilogue

Au fil de ces pages, vous avez parcouru des chemins invisibles, plongé dans les multiples couches de l'être et, peut-être pour la première fois, vu reflété avec clarté le visage de votre ombre : le clone astral. Ce reflet, souvent ignoré ou craint, a été exposé ici avec honnêteté, profondeur et courage.

Vous avez compris qu'il peut naître de traumatismes refoulés, d'émotions soutenues avec intensité, de pratiques spirituelles mal conduites — et, oui, il peut aussi être architecturé par des forces externes aux intentions cachées. Mais plus important que de savoir *comment* il naît, c'est de comprendre *pourquoi* il demeure.

Le clone astral existe tant qu'il existe un déséquilibre. Il est la réponse de l'univers interne à une question non posée. Il est l'écho d'un cri non entendu. Il est le symbole vivant de parties de vous laissées derrière.

Maintenant, en arrivant à la fin de cette lecture, une nouvelle étape commence : celle de la réintégration. Il ne s'agit pas d'éliminer ou de détruire. Le chemin le plus élevé n'est pas celui de la violence contre soi-même, mais celui de la lucidité aimante. La dissolution du clone astral n'est pas une bataille — c'est une guérison.

C'est le moment où vous reconnaissez l'origine de ce qui semblait être un ennemi, et voyez en lui un fragment de votre propre être, tentant de survivre en marge de votre conscience. Vous avez appris que tout vibre. Tout se façonne. Et tout ce qui a été créé sur le plan astral peut être transformé. Le clone n'est pas immuable. Il répond à vos choix, à votre attention, à votre regard éveillé. Et plus vous vous connaissez, moins il a besoin d'exister.

Mais ce voyage ne se termine pas ici. Cet épilogue n'est pas un point final — c'est une ouverture. Parce que, maintenant que vous possédez la connaissance, la responsabilité est vôtre. Ne plus vivre en état automatique. Ne plus livrer votre énergie à la répétition de douleurs anciennes. Ne plus permettre que des forces externes manipulent des fragments de votre âme sans votre permission.

La conscience est votre épée et votre guérison. La connaissance, votre armure lumineuse. La pratique spirituelle, le chemin qui réintègre ce qui a été dissocié.

Vous avez aussi découvert que l'existence du clone astral est un appel — un rappel qu'il y a des parties de vous oubliées, blessées, endormies. Et chacune d'elles demande de l'attention, non pour dominer, mais pour être guérie. En reconnaissant ces parties, vous ne vous affaiblissez pas — vous devenez entier.

Et cette intégrité change tout. Elle change la façon dont vous pensez, ressentez et vous relationnez. Elle change les schémas énergétiques que vous émettez. Elle change la qualité de votre présence dans le monde. Parce qu'un être intégré n'est pas dominé par la peur, la culpabilité ou l'autojugement. Il est guidé par la clarté, l'intuition et un amour-propre profond.

Si quelque chose en vous a bougé pendant cette lecture — si vous avez reconnu des symptômes, ressenti des inquiétudes, accédé à des mémoires oubliées — sachez-le : vous avez déjà commencé le processus de dissolution. Parce que *voir* le clone est le premier pas pour désactiver son pouvoir.

Ceux qui vivent sous l'influence de duplicatas astrales inconscientes n'ont souvent aucune idée qu'ils portent en eux un champ de distorsion vibratoire. Ils agissent, ressentent et décident sous le commandement silencieux d'une partie fragmentée. Mais vous n'êtes plus l'un d'eux.

Vous avez vu. Vous avez su. Vous vous êtes libéré. Et maintenant ?

Maintenant, c'est le temps de la pratique. De maintenir la vigilance interne. De cultiver des émotions pures. De choisir des pensées alignées avec ce que vous désirez réellement être. De filtrer avec sagesse ce qui entre dans votre esprit, ce qui sort de votre bouche et ce qui pulse de votre cœur.

Vous êtes le centre de votre champ énergétique. Il n'y a pas d'entité plus puissante dans votre vie que votre propre conscience éveillée. Ni obsesseurs, ni mages négatifs, ni égrégores collectifs n'ont une force plus grande que celle d'un être qui se connaît et s'aime entièrement.

Et quand cela se produit, le clone astral — qui ne trouve plus de nourriture vibratoire — commence à s'affaiblir. Il retourne à la source. Il se dissout dans l'éther. Et ce qui était ombre devient force. Ce qui était douleur devient sagesse. Ce qui était fragment devient lumière intégrée.

À ce stade, vous ne vous guérissez pas seulement — vous vous transformez en un canal de guérison pour le monde. Parce que celui qui se réintègre, irradie. Celui qui se reconnaît, inspire. Celui qui se libère, éveille les autres.

C'est pourquoi ce livre ne se termine pas en vous. Il continue dans les regards que vous rencontrerez, dans les conversations que vous aurez, dans les choix que vous ferez. Votre présence changera. Votre champ vibrera différemment. Et le monde, même subtilement, se transformera avec vous.

Le voyage du miroir caché est, au fond, le voyage du retour au foyer intérieur. Et maintenant, en fermant ces pages, vous savez : le véritable foyer n'a jamais été à l'extérieur. Il a toujours été là — au centre silencieux de votre conscience.

Bienvenue de retour.

www.ingramcontent.com/pod-product-compliance
Lightning Source LLC
LaVergne TN
LVHW041916070526
838199LV00051BA/2632